0歳からのがん教育

順天堂大学大学院医学研究科
放射線治療学 教授
笹井啓資

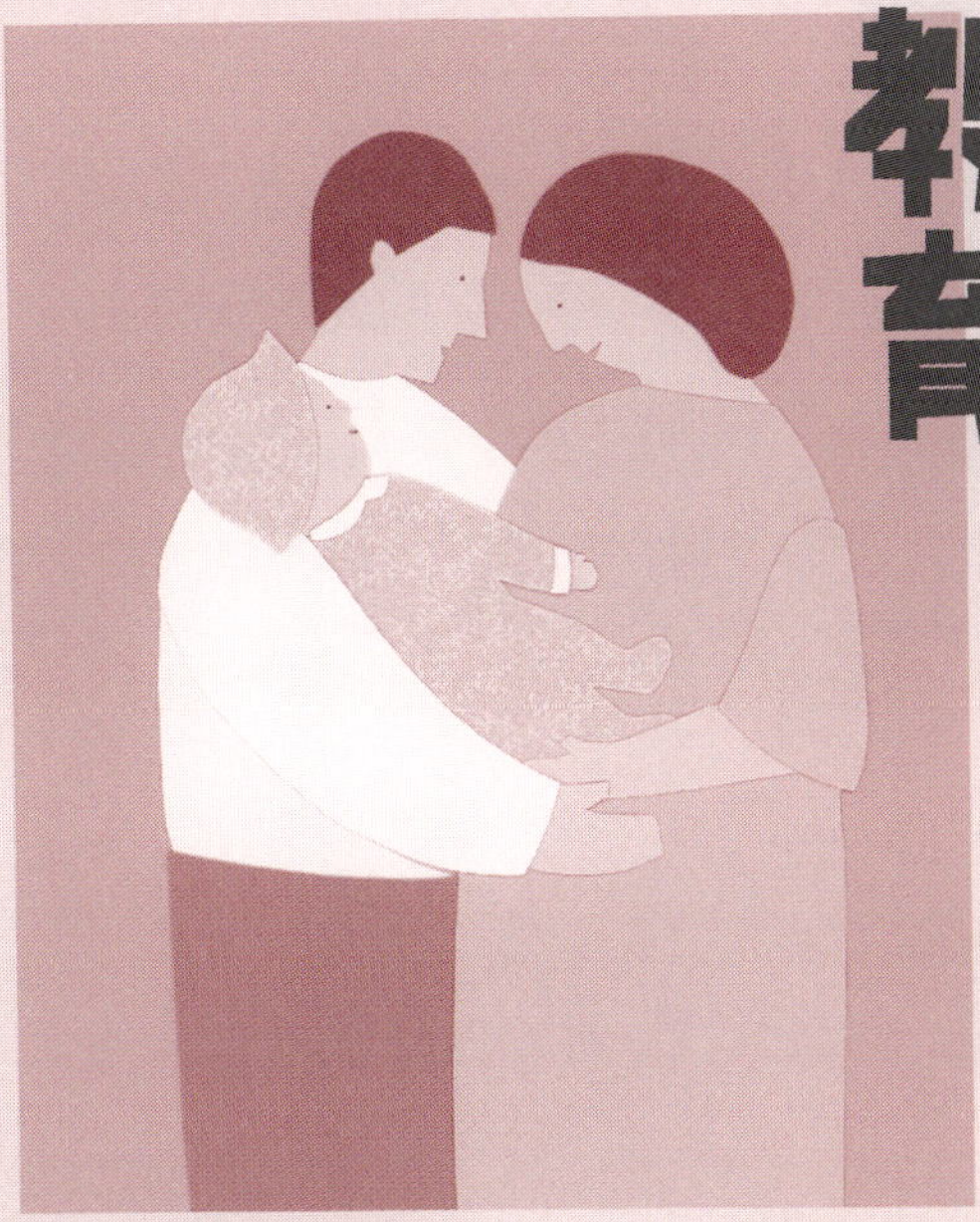

かわいいお子さんの
将来のために

ロギカ書房

はしがき

私は放射線治療《ほうしゃせんちりょう》を中心にしたがん治療に30年以上にわたって携《たずさ》わってきました。放射線治療ばかりでなく、手術や抗《こう》がん剤《ざい》による治療も含めて多くのがん治療の専門家と、それぞれの患者さんの治療をどのように行っていくかを話し合い、日々の診療を行っています。

先日、ある患者さんから「がんの食事療法の書籍を読んで実践しているのだが、不明な点があったので著者に電話をしたら、その食事療法《りょうほう》は自分のクリニックに来なければ意味がないと言われて困っている」と相談を受けました。私には根拠の理解できない療法でしたので、お答えに困ってしまいました。

書店で健康関連の棚をのぞくと、がんに関する本がたくさん並んでいます。もちろん、確かな内容の本もありますが、中には、我が目を疑いたくなる内容のものもたくさん見受けられます。

現在、がんの治療方法が進歩して、完全に治って元気にされておられる方々も多いのですが、一方、残念な結果になる患者さんも、まだまだたくさんおられます。また、がん治療は辛《つら》いともいわれます。

私が現職に赴任《ふにん》して、数十年ぶりに幼少からの友人と話をする機会が増えました。あるとき、この友人が健診《けんしん》で胸部《きょうぶ》X線写真の異常を指摘され、精査《せいさ》のため私を受診しました。もちろん、問題はなかったのですが、ついでに「がんにならないようにすること」を指導したところ、もっと若いときに聞いておきたかったと言われました。

「がんにならないようにすること」は難しいことではありません。がんになるような生活習慣を身につけなければいいのです。

小さなお子さんをお持ちのお母さんお父さんに、大切なお子さんが将来がんになる生活習慣を身につけさせないような教育をしていただきたいと思い、本書を執筆しました。

この本に書かれている内容は決して難しいことではありません。

ぜひ実践してください。お子さんの将来のために、そしてご自身のためにも。

平成二九年八月

著者

目次

0歳からのがん教育

第1章　がんを知ろう

がんといわれたら、知っておきたいこと

第4章　がんを告げられたら

第5章 がん治療法は、どう選択したらいいのか？

第6章　がん治療における新説、珍説

第7章 がんにならないための12か条

0歳からのがん教育

私は、日頃、大学病院で放射線治療《ほうしゃせんちりょう》を中心にがん患者さんの診療《しんりょう》を行っています。治療が終わっても5年間は通院していただき、がんがちゃんと治《なお》っているか、治療にともなう副作用《ふくさよう》は出ていないかを診《み》ます。5年後の最終診察日に「これでわたしのところも卒業ですね」と申し上げることが、私にとってこのうえもない喜びです。

しかし、治療中、あるいは治療が終わった後でも、残念ながら病気が悪化し最悪の結果になられる方も少なくありません。

わが国では、約半数の人が生涯のうちでがんにかかり、三分の一の方が亡くなっています。

がんは、「死《し》に至《いた》る病《やまい》」です。多くの人が亡くなっているので、国民病《こくみんびょう》といっても過言ではありません。

『0歳からのがん教育』というタイトルの本書を手に取られているあなたは、赤ちゃんや小さなお子さんを持つ、お母さん、お父さんでしょうか。お子さんが将来、がんにかかることなく健《すこ》やかに一生を送ってほしい、そう強く願われていることと思います。

しかし、私たちの周りにはがんの原因となるものが多くあり、お子さんは生まれてすぐにその環境に放り込まれます。大切なお子さんががんの原因となるものを避け、将来がんにならない知恵を身につけることは、ご両親の責任と私は考えています。

「0歳からのがん教育」とは、お父さん、お母さんがそのことを自覚し、学んでいただくための教育のことなのです。

ご心配は尽《つ》きないと思います。しかし、こうして本書を手に取ってくださったお母さん、お父さんであれば、本書を注意深く読まれ、お子さんのために、「がんにならない環境」を整《ととの》えてくださるものと確信しています。

そのためには、お母さん、お父さん自身が、敵を知ること、すなわち、がんのメカニズム、発生原因を知ることが大切です。

大切なことは、がんにならないことです。

がんの診断も治療もまだ不十分なのが現状です。がんに対する最も有効で安価な方法は、早期発見でも早期治療でもなく、よい治療法を開発することでもありません。がんにならないことです。そんなことができるのかと思われるかもしれませんが、実は可能なのです。

がんの最大の原因は、生活習慣と感染症《かんせんしょう》です。

したがって、大人になる前にがんにならない生活習慣を身につければ、がんの多くは防げるのです。大人なってから、それまでに身についた習慣を直すのは至難《しなん》の業《わざ》です。

「いつやるの？　今でしょう」という予備校の有名な先生の名文句《めいもんく》のとおり、お子さんが小さい今こそ、チャンスです。本題に入りましょう。

第1章　がんを知ろう

がんは、どのような病気なのか？

あなたはがんと聞いたとき、どのように思いますか？　きっと、怖《こわ》い病気、命に関わる病気、治らない病気と思われる方が多いのではないでしょうか。そのような印象は正しいといえば正しいですし、間違っているといえば間違っています。

あなたのお祖父《じい》さんやお祖母《ばあ》さん、ご両親、ご親戚《しんせき》で、がんになられた方がいらっしゃる人も多いのではないかと思います。がんは、それほど身近な病気なのです。

ところが、がんの情報が溢《あふ》れ、恐ろしさは感じていても、がんの本当の姿をご存じない方が多いように思われます。

そんな身近な病気であるがんとは、いったいどんな病気なのでしょう。

～本来細胞は調和を保って分裂している～

私たちの体は、細胞という小さなパーツからできています。皮膚《ひふ》を薄く切って顕微鏡《けんびきょう》でのぞいてみると、たくさんの細胞が重なり合っているのが見えます。

図1-1は、細胞を人工的にシャーレの中で育てたものです。

顕微鏡の中でしか見えない小さな1個の細胞でも、あたかもそれ1つが生き物のようなものなのです。細胞の中には、DNA（デオシリボ核酸《かくさん》）で書かれている遺伝子《いでんし》（設計図）があり、その遺伝子を使ってつくった様々なタンパク質（一種の機械のようなもの）、そのタンパク質を使って外から取り込んだり自分でつくりだしたりした種々《しゅじゅ》の成分からできています。

細胞は1つひとつが機能しながら、周囲の細胞と連絡しあい調和を保っています。

私たちの体は、調和を保った細胞の集団からできている臓器《ぞうき》（心臓や肺、胃、肝臓等々）が相互に連絡しながら機能しています。

病気とはこの臓器の調和した機能が、うまく動かなくなった状態をいいます。

細胞は、自分の複製をつくり2つに分裂することで増えます。赤ちゃんやお子さんの体は急に大きくなりますから、細胞はどんどん増えていきます。一方で、細胞にも寿命《じゅみょう》があり次々に死んでいきますから、それを補うために細胞の基になる細胞（幹《かん》細胞《さいぼう》）から新しい細胞が次々に分裂しています。この細胞の生き死にも調和を保っていて、分裂しても増えすぎたり、足りなくなりすぎたりしないように調整されているのです。

正常な細胞を培養すると、最初はどんどん分裂して数が増加していきますが、隣の細胞とくっつくようになると、そこで分裂が止まります。

図1-1

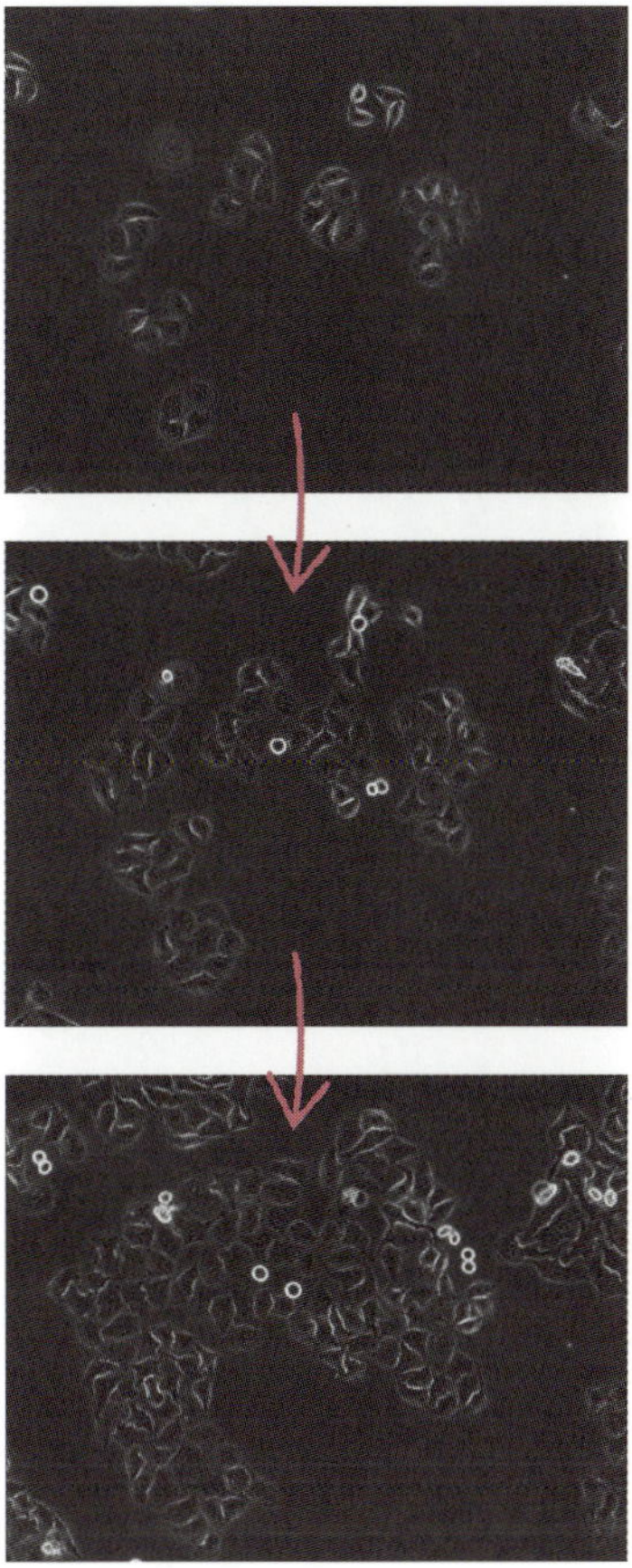

子宮頸がん細胞(HeLa細胞)を皿に蒔《ま》いて
時間の経過による変化を観察したもの
(朝比奈泰斗博士のご厚意による)

～がん細胞の発生は遺伝子の書き換えが原因～

◎遺伝子の書き換え

1個の細胞は、あたかも1つの生き物のようだと説明しましたが、細胞内では、遺伝子を使いつくったタンパク質がいろいろな働きをしています。このたんぱく質が順調に働いていれば、細胞の数や機能は正常に保たれるのですが、何かの原因により構造が変わってしまうと、その働きも変化します。たとえば、細胞の分裂を抑《おさ》える作用があるタンパク質が働かなくなると、細胞はどんどん分裂を繰り返して増え続けてしまいます。これががんです。

がんとは、タンパク質の構造を決定している遺伝子（設計図）が書き換《か》わってしまい別のタンパク質に変わったために、細胞の分裂を抑えることができなくなったことで起こる病気なのです。

では、なぜこうした遺伝子の書き換えが起こるのでしょうか？

設計図である遺伝子が書かれているDNAは2本の鎖《くさり》がからみあった二重らせんとよばれる構造になっています。簡単にいえば、設計図とその鋳型《いがた》がセットでくっついている構造です（図1－2A）。

DNAの鎖はとても長いので、折りたたまれて細胞の核《かく》とよばれる部分に存在しています（図1－2B）。細胞は、必要により遺伝子の設計図を読みとってタンパク質をつくっています。この設計図を読みとるときや細胞が2つに分裂するときには、設計図を複製する必要があるので、折りたたみをほどいたり、鋳型を切り離したりするのですが、順番にほどいていいては大変な時間がかかってしまいます。

そこで、DNAの鎖の全部をほどくのではなく、途中で切って折りたたみをほどいてからもう一度つなぐということを繰り返します。**そうすると、何回かに1回は間違いが起こり、もともとの設計図と違ってしまうことがあるのです。**

また、私たちの周《まわ》りにはいろいろな化学物質や紫外線《しがいせん》、放射線《ほうしゃせん》のような物理的刺激があります。これらはDNAを傷つけ、切ってしまう作用があります。

ＤＮＡが切れると、それを修復する作用が働き、つなぎ合わせることになります。ＤＮＡが切断されても多くは、正常に修復されるのですが（図１－３）、**この修復の過程でも、何回かに1回は間違いが起こります。**

図１-2A

DNA の構造

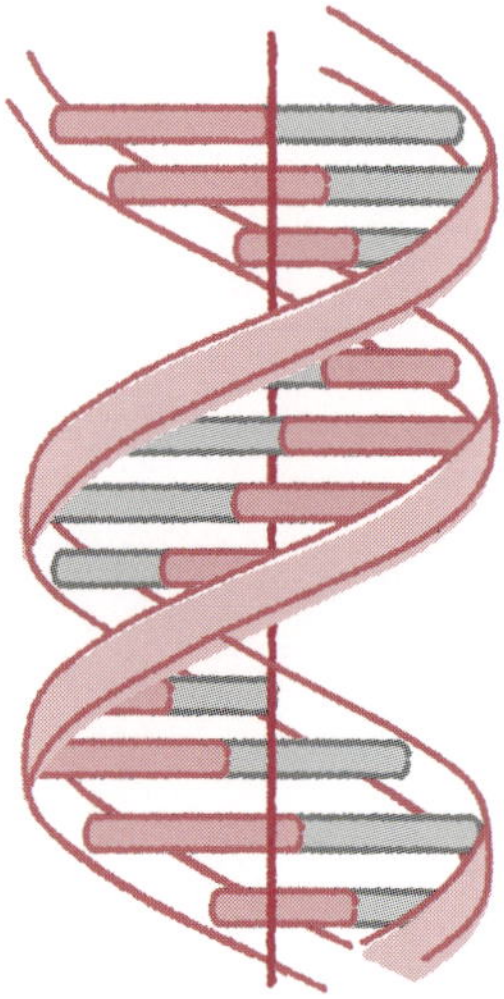

図1-2B

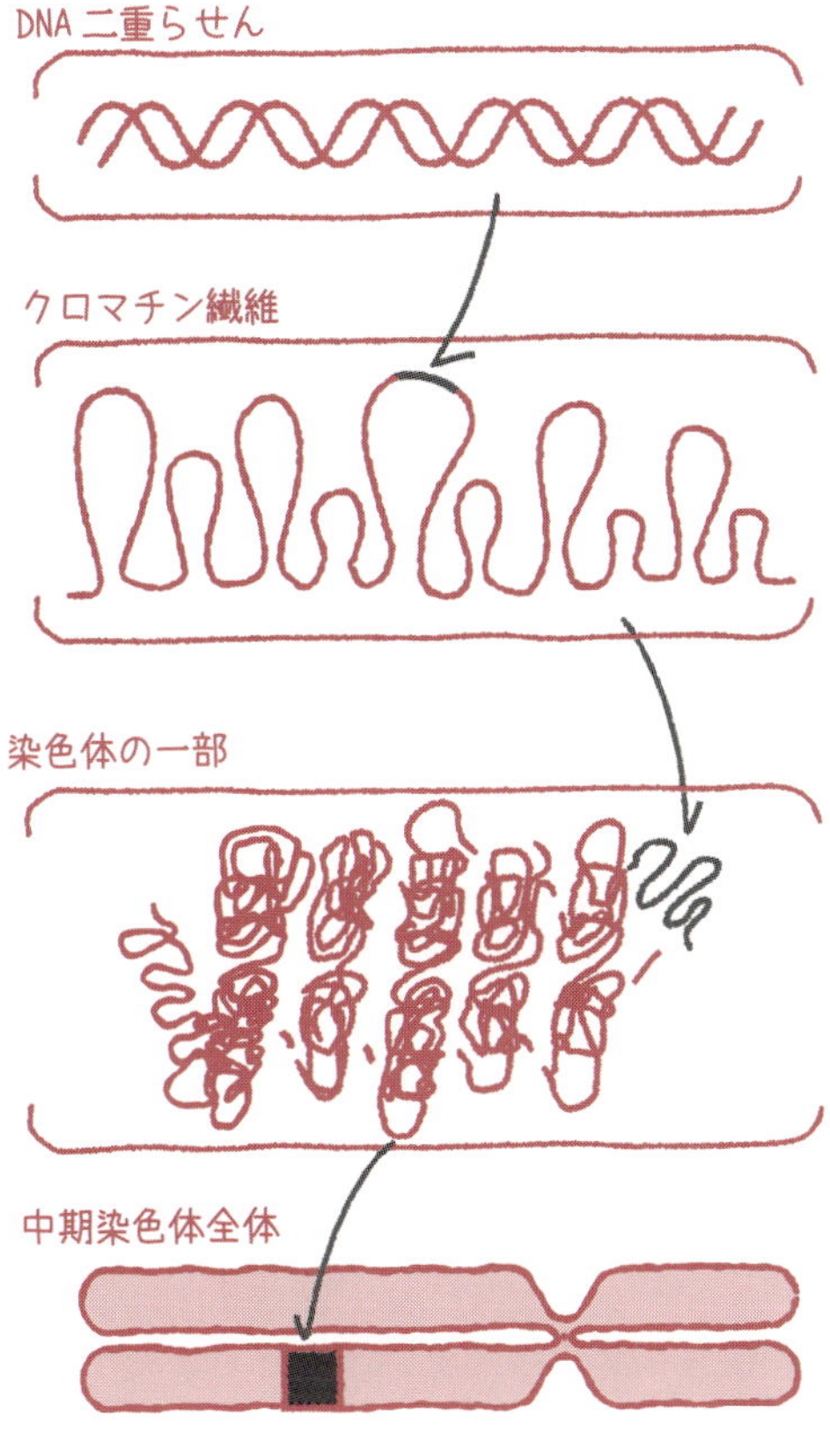

図1-3

DNA二重鎖の切断と修復

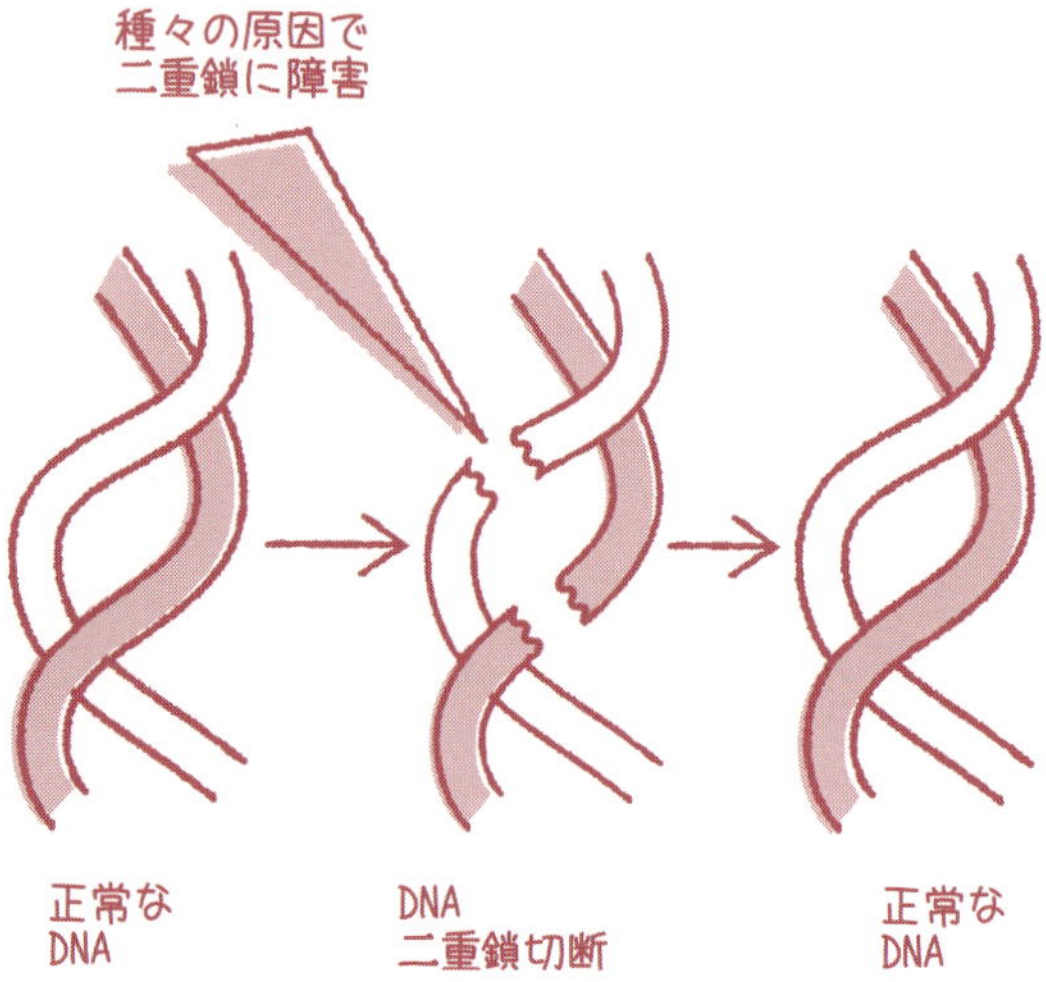

◎がん細胞の発生

設計図の修復に1回間違いが起こると、この間違いは細胞分裂を通じて受け継がれ、年齢が上がるにしたがい、あちこちに設計図の間違いが貯まってくることになります。ただ、たいていの間違いは私たちの体の大事な部分の障害にはなりません。しかし中には、がんにつながるようなタンパク質をつくる間違いが起こることがあり、それが増えて最終的に細胞ががん化することにつながるのです。

正常な細胞であれば分裂しても増えすぎないように調整されていると説明しましたが、細胞ががん化すると細胞分裂の調和が崩れて、細胞が際限なくどんどん増えていきます。がん細胞を培養すると、細胞の上に細胞が重なるように増えていくのが見えます。

人体にがん細胞が発生すると、発生個所でがん細胞が増え塊《かたまり》をつくりだんだん大きくなると同時に、周囲の血管やリンパ管の中に細胞が入り込み近くのリンパ節や遠くの臓器にがん細胞が転移《てんい》します、そこでも新しくがん細胞の塊をつくっていきます。

図1-4

放射線による細胞の影響の模式図

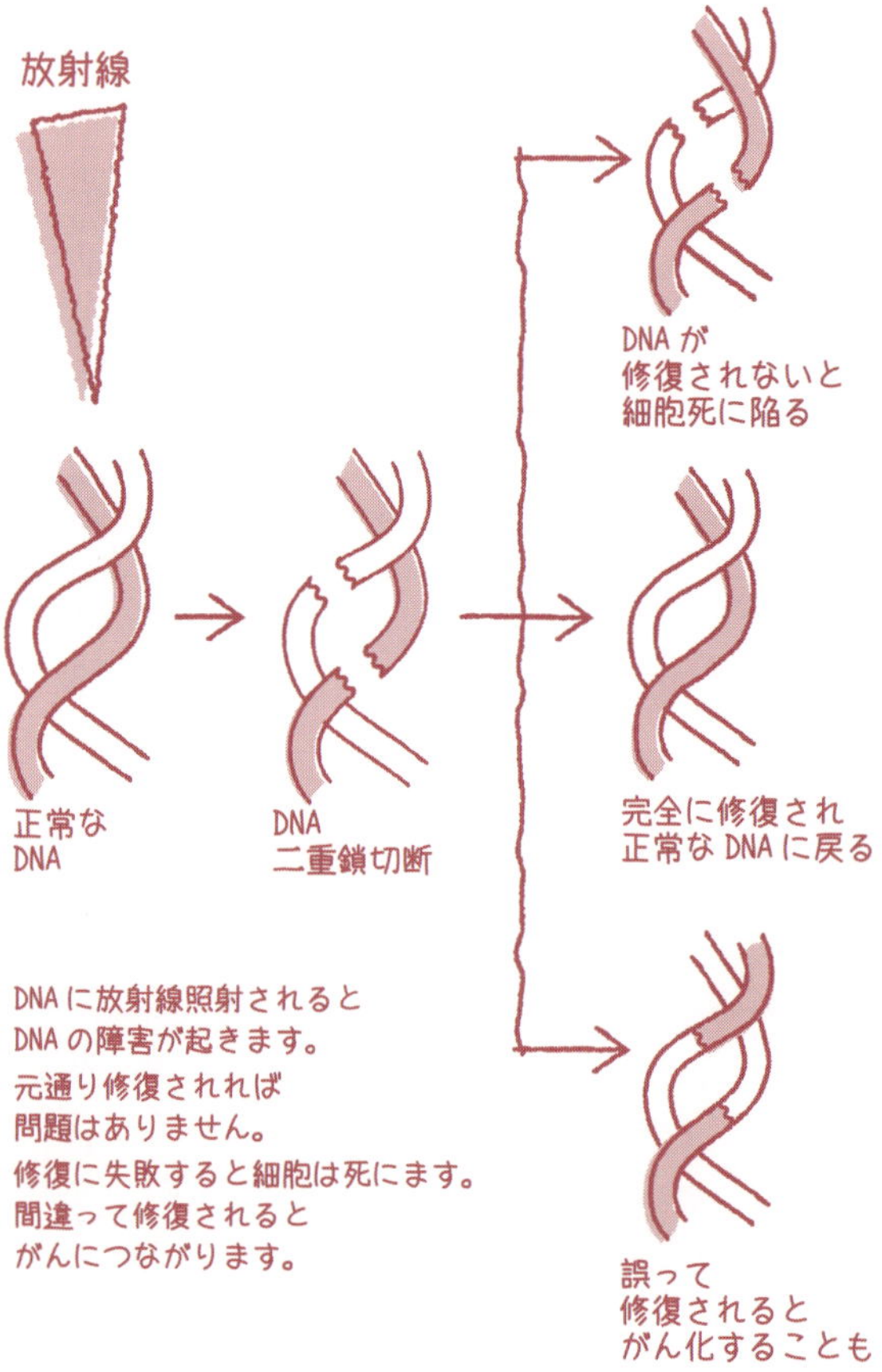

DNAに放射線照射されると
DNAの障害が起きます。
元通り修復されれば
問題はありません。
修復に失敗すると細胞は死にます。
間違って修復されると
がんにつながります。

そうなると、がんの発生した臓器の働きをだめにしたり、神経を侵《おか》して痛みが出たりし、最終的には、臓器が働かなくなることで命に関わることになるのです。

図1-5は、がんの例です。右半分は正常な大腸の細胞で左側ががん細胞の集団です。正常な細胞に比べると、細胞が大きく形も不正形《ふせいけい》です。

図1-5

がんと正常組織の違い

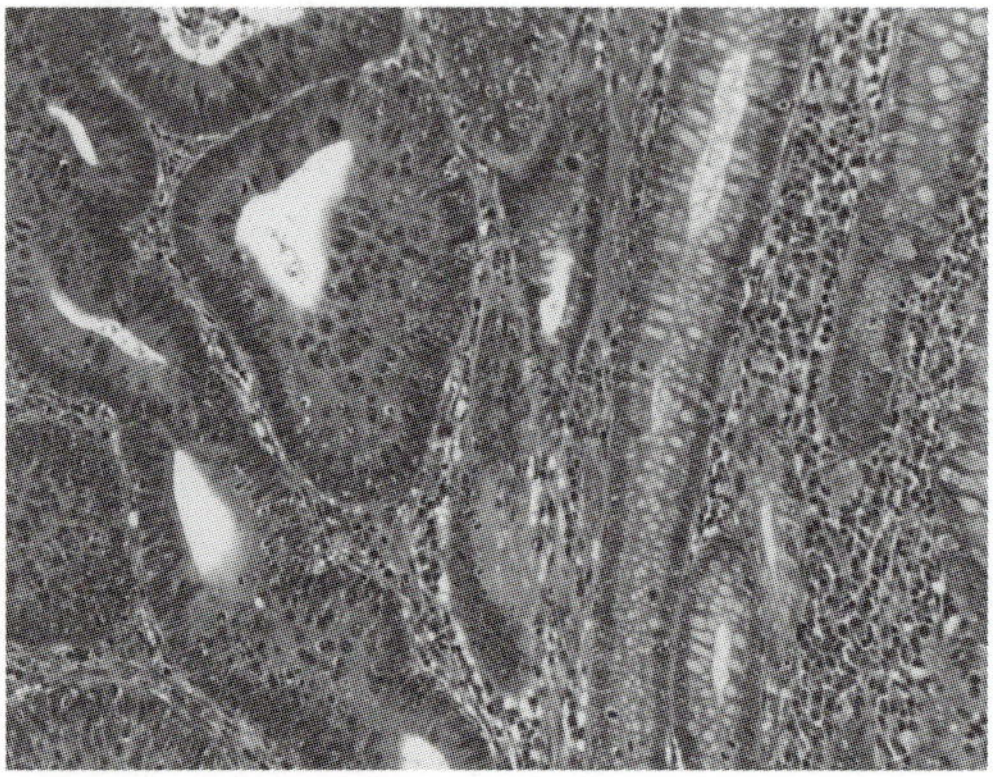

結腸がん：高分化型腺がん

右が正常の結腸粘膜腺管、左ががん腺管からなります。（松本俊治教授のご厚意による）

～がんの発生場所と成長スピード～

◎がんはどこに発生するのか？

生きている細胞があるところは、頭の先から足の裏まで、どこにできても不思議ではありません。

少し難しい話になりますが、医学の世界では、がんのもとになった細胞の種類により**癌腫**《がんしゅ》といったり**肉腫**《にくしゅ》といったりします。

皮膚や口、胃や腸の表面にある細胞は上皮細胞《じょうひさいぼう》とよばれますが、この上皮細胞ががん化したものは癌腫といいます。一方、上皮ではない骨や筋肉の細胞にできたがんを肉腫といいます。これ以外に血液のがんは**白血病**、リンパ節をつくっているリンパ球とよばれる細胞ががん化したものが**悪性リンパ腫**です。

癌腫でも肉腫でも、どれも周囲の環境にお構いなく大きくなり、あちこちへ転移し命に関わるという点は共通しています。

◎がんが1㎝になるには10年かかる

無秩序な細胞分裂によりがん細胞が増加することでがんが発生するのですが、検査や肉眼で見つけられる大きさになるには、どのくらいの時間がかかるのでしょうか？

検査で発見できるがんはだいたい1㎝くらいの大きさからですが、1㎝のがんには約10億個のがん細胞が含まれています。1個の細胞が10億個になるためには、1個が2個、2個が4個と約30回分裂することが必要です。がん細胞が1回分裂してから次に分裂するまで3日から10日くらいかかるので、1年くらいあれば30回は分裂してしまうことになります。つまり計算上は、最初の1個のがん細胞が発生して分裂し始めてから、1年で1㎝の大きさのがんができることになります。しかし、これはがん細胞のいる環境が理想的な場合です。

実際には、細胞の増加に必要な栄養や酸素を供給する血管の増加のスピードが追いつかないため、栄養や酸素が十分供給されない部分ができてしまいます。その結果、分裂のスピードが遅くなったり、かなりのがん細胞が死んでしまったりするため、1㎝のがんの塊になるには10年くらい必要です。

広島や長崎で被ばくされた方々への調査では、塊《かたまり》をつくるがんは10年後くらいから増えているのですが、血液のがんである白血病は被爆して2～3年後から増えています。

塊をつくるがんは細胞ががん化するには遺伝子の異常が3個以上必要といわれています。一方、白血病は血液の白血球とよばれる細胞ががん化したもので、1個の遺伝子の異常でもがん化することがあると考えられています。また白血球は、血管や骨の血液の中に浮いた状態で存在しているので、栄養が十分に供給されています。

白血病はこの2つの理由で、短期間に目に見える形で病気が出てくるのではないかと考えられます。

がんから体を守る

～免疫作用をかいくぐり、がんが発生する～

さて、細胞ががん化しても、すぐに病気としてのがんになるわけではありません。がん化した細胞は、普通の細胞とは異なりますので、私たちの体は「こいつは異物《いぶつ》だ」と感知します。ひとたび体が異物を感知すると、**免疫**《めんえき》とよばれる機能が働いてくれます。免疫とは体にばい菌やウイルスなどの有害な異物《いぶつ》が入ってきたときに、これを見つけて戦うシステムです。

みなさんのお子さんは予防注射を受けているはずです。四種混合《よんしゅこんごう》（ジフテリア、百日《ひゃくにち》ぜき、ポリオ、破傷風《はしょうふう》)、BCG、麻疹《はしか》・風疹《ふうしん》、日本脳炎《にほんのうえん》、インフルエンザ菌B型、水痘《すいとう》、おたふくかぜ、B型肝炎、ロタウイルスなどいろいろあります。

予防注射には、体にばい菌やウイルスを一度覚えこませ、それらが新しく体に入ってきても排除するよう免疫を働かせる作用があります。この免疫作用により、私たちの体は外からの異物から守られています。

私がまだ赤ん坊の頃、水痘《すいとう》にかかって大変だったといつも母に言われます。でもみなさんのお子さんが、この病気にかかることはまずありません。予防注射による免疫作用により、お子さんの体が守られているからです。

がんの場合もこの免疫作用が働いて、ほとんどのがん化した細胞は取り除かれてしまいます。

ところが、がん細胞の中には、自分に免疫が働かないようにするタンパク質を持っているものがあります。このタンパク質の働きで、がん細胞は免疫システムをくぐり抜けて増え続け、病気としてのがんができるのです。

最近、テレビや新聞で、新しいがん治療薬として話題になっているニボルマブは、このタンパク質の働きを止めてしまう薬です。ただ、とても高額な薬です。(第5章参照)

私たちの体は、自分自身の細胞に対して免疫が働いては困ります。そこで、正常の細胞は自身に免疫が作用しないようにするタンパク質が働いています。この働きがうまくいかないと、免疫機能が自分自身の細胞を傷つけ、いろいろな病気になってしまいます。たとえば、関節リューマチやバセドウ病などの病気は、自分自身に対する免疫作用が原因で起こる病気です。

日本人のがんの特徴

～がんの死亡率と生存率～

◎死亡率

男性、女性ともに、おおよそ2人に1人が一生のうちにがんになり、男性では3人に1人、女性では4人に1人ががんで死亡しています。

インターネットで公益財団法人 がん研究振興財団が出版している「がんの統計」に簡単にアクセスできます。この統計は現在、がんに関して最も信頼できるデータです。

２０１４年にがんで死亡した人は36万８１０３人で、男性は21万８３９７人、女性は14万９７０６人でした（グラフ①）。

図１-６は「がんの統計」のデータをもとに年間のがん死亡率を示しています。この図の「悪性新生物《あくせいしんせいぶつ》」はがんのことです。

１９８１年は私にとって大変重要な年でした。医学部を卒業して医師として第一歩を歩み出した年でしたが、がん診療《しんりょう》にとっても重要な年になりました。

それまでは死因の１位は脳血管障害《のうけっかんしょうがい》でした。いわゆる脳卒中《のうそっちゅう》とか中風《ちゅうぶう》とかといわれる病気です。ところが、この年に初めてがんが死因の１位になりました。当時は、すぐに心血管障害《しんけっかんしょうがい》ががんを抜くといわれていましたが、その後一度もトップの座をあけ渡すことなく、ダントツの１位を保っています。

グラフ①

2014 年がん死亡者数の男女比

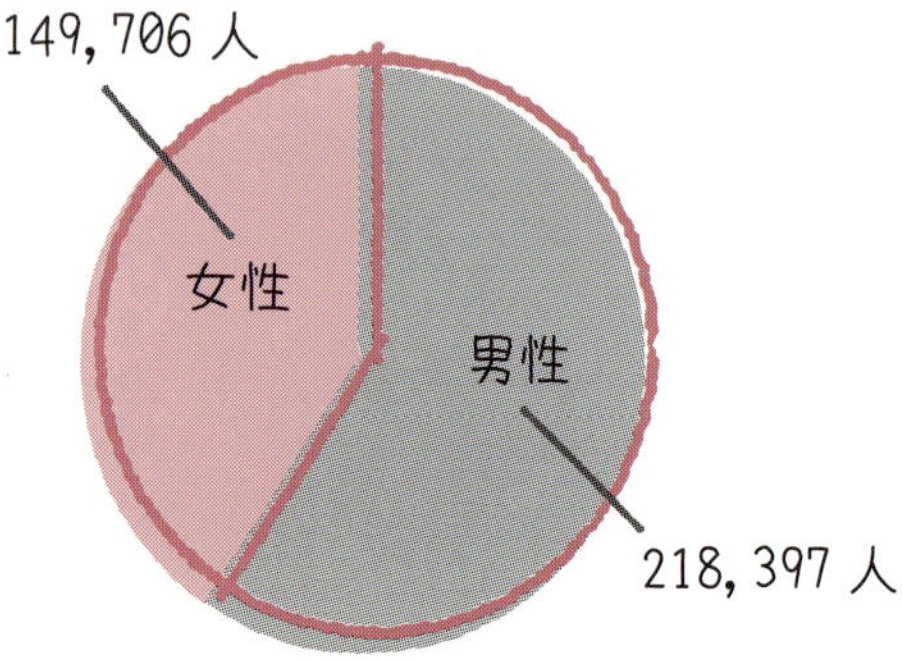

図 1-6

主要死因別粗死亡率年次推移

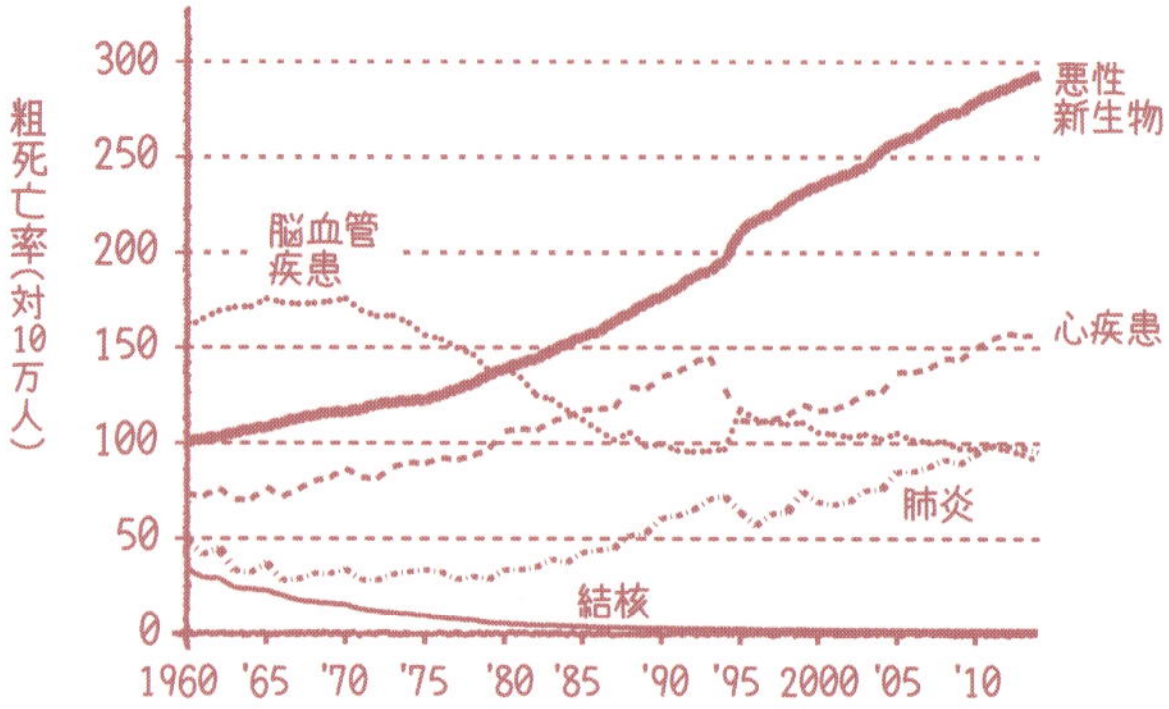

がんの統計'15 のデータから作図

◎生存率

「がんの統計」のデータでは、がん登録をしている7地区の推計による全がんでの5年相対生存率（がんの人とがんではない性別と年齢が同じ人の5年後の生存率を比べた割合）は58・6％です。

がんの治療を行っている私たちは、**がんと診断されても6割の人は治っています。つまり、がんが治ったかどうかの指標として5年生存率というものをよく使います。**がんは治療して一見治ったように見えても、再発することがあります。ですから、ある程度の期間を見ないと治ったかどうかわかりません。

肺がんや胃がんのように質の悪いがんでは、再発するものは早期に、たいていは1～2年以内で再発してきます。それ以後、再発するものはまれになり、時間がたてばたつほど再発する可能性は少なくなって、5年以後ではめったに起こりません。そこで5年生存率が、病気が治ったかどうかの1つの目安として使われます。

でも、前立腺や甲状腺のがんはとてものんびり屋です。治療後、からだのどこかに隠れていて、ゆっくりと再発します。10年たってからでも再発することがあります。乳がんの一部も、10年以上経ってから再発することがあります。

いろいろな生存率

おまけですが、生存率と言ってもいろいろな生存率があります。治療した病気で亡くなった人だけを亡くなったと考え、別の病気が原因の場合は生存していると仮定する原病《げんびょう》生存率というのが以前はよく使われていました。でも、治療した病気で亡くなったかどうか判断するのは、どうしても恣意的《しいてき》になってしまいます。よく見せようと思えば、よくなる可能性があります。そこで、最近では全生存率を使用するのが標準になっています。実際に生存している人のみを生存者として計算するものですから故意に変更できません。

生存率は年齢構成や性別が異なると当然違ってきます。そのため、相対生存率とは標準の人口構成に合わせて算出したものですから、実際の生存率とは異なってきます。

生存率を見たときに、これはいったいどのようにして出した生存率か注意する必要があります。

〜男性ではすい臓がん、女性では子宮体がんが増加〜

では、どこに発生するがんが多いのでしょうか。

推計によると、2011年に新たに診断されたがんは約85万1500例であり、男性が女性の約1・4倍です。

男性では胃（18・2％）、前立腺（15・9％）、肺（15・2％）、大腸（14・5％）、肝臓（5・9％）の順、女性では、乳房（20・4％）、大腸（14・9％）、胃（11・8％）、肺（10・3％）、子宮（7・5％）の順となっています（グラフ②）。

がん死亡者数でみると、男性では肺（24・0％）、胃（14・4％）、大腸（12・0％）、肝臓《かんぞう》（8・8％）膵臓《すいぞう》（7・5％）の順であり、女性では大腸（14・9％）、肺（14・0％）、胃（11・0％）、膵臓（10・2％）、乳房（8・8％）の順となっています（グラフ③）。

がん死亡について年別推移をみると、多くのがんは減っているか、あまり変化がないのですが、男性では膵臓がん、女性では子宮体がんが増えているようです。

がんになる人の多い臓器と、死亡する人の多い臓器が異なっているのは、がんには治りやすいがんもあれば、治りにくいがんもあるからです。

治りやすいがんは、前立腺、甲状腺、女性の乳房・子宮、治りにくいがんは、食道、肝臓、肺、胆のう・胆管《たんかん》、膵臓《すいぞう》、脳・中枢神経系《ちゅうすうしんけいけい》、多発性骨髄腫《たはつせいこつずいしゅ》、白血病であったと報告されています。

グラフ②

がん発生割合

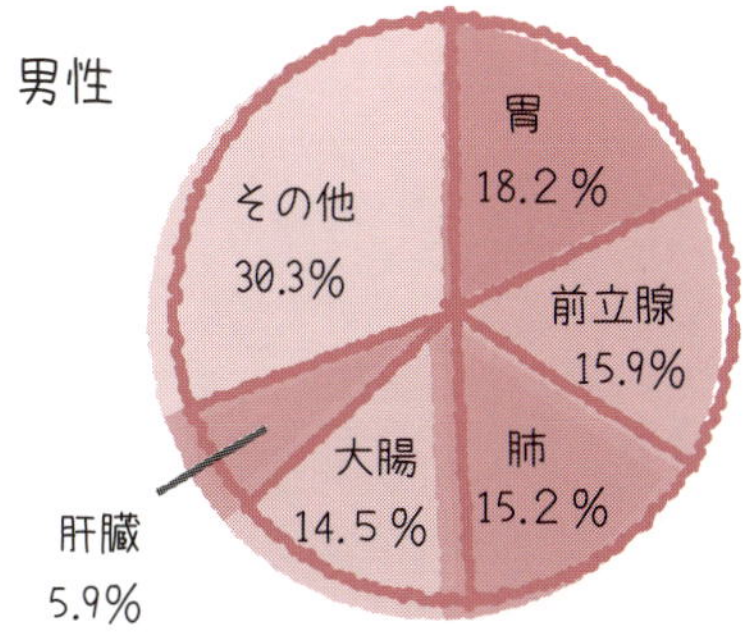
男性
胃
18.2％
前立腺
15.9％
肺
15.2％
大腸
14.5％
肝臓
5.9％
その他
30.3％

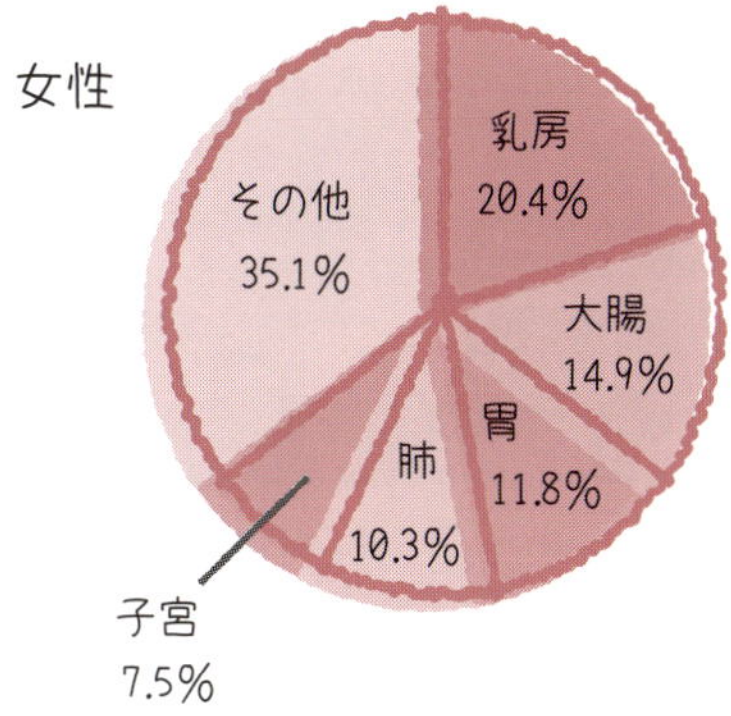
女性
乳房
20.4％
大腸
14.9％
胃
11.8％
肺
10.3％
子宮
7.5％
その他
35.1％

グラフ③

がん死亡割合

男性

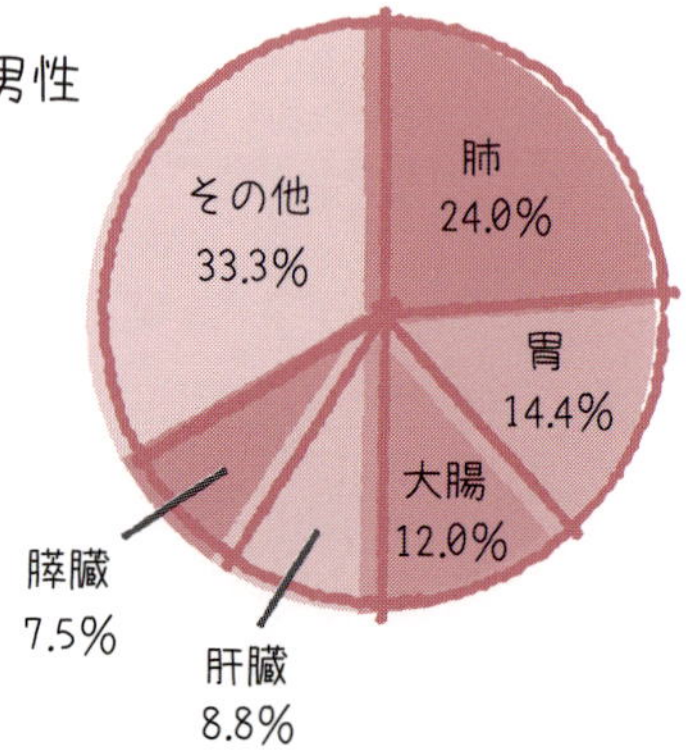

女性

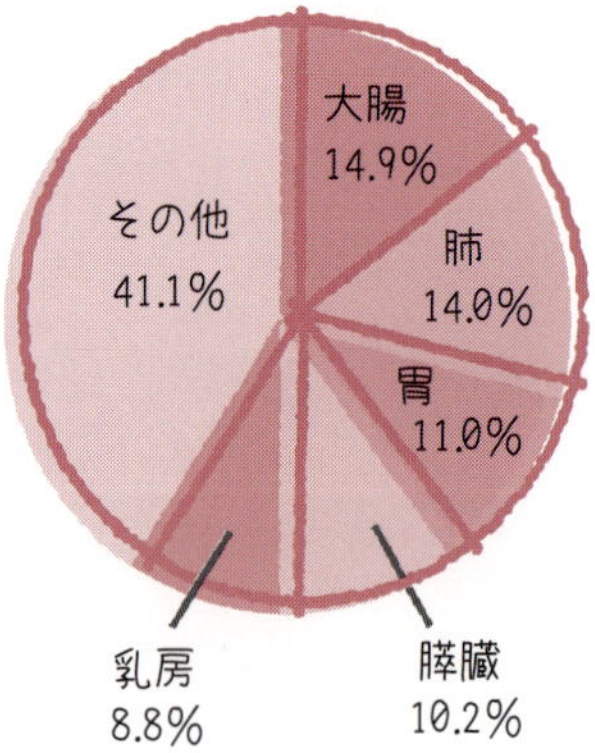

〜がんは減っている〜

統計によれば、がんによる死亡者の数はどんどん増えていることになっています。この状況をみると、どうやら現代人を取り巻く環境や洋風の食事ががんを増加させているのではないか、などという話も説得力を持ちそうです。

でも、本当にがんは増えているのでしょうか。

図1‐7は、年齢別に、どのくらいがんになる人がいるか（罹患率《りかんりつ》）をみたものです。年齢が上がるにしたがい、がんがどんどん増えているのがわかります。

次に、高齢化が言われだして久しいのですが、実際、日本の年齢別の人口構成比をみると、高齢者の比率がずいぶん高くなっています（国民衛生の動向 2015年）。図1‐8は、人口ピラミッドとよばれるもので、1950年と現在では形がずいぶん違います。戦後間もなくは、ピラミッドの形をしていましたが、現在は上の方が広がった高齢者率の高い形になっています。

図 1-7

年齢階級（5 歳階級）別がん死亡率・罹患率

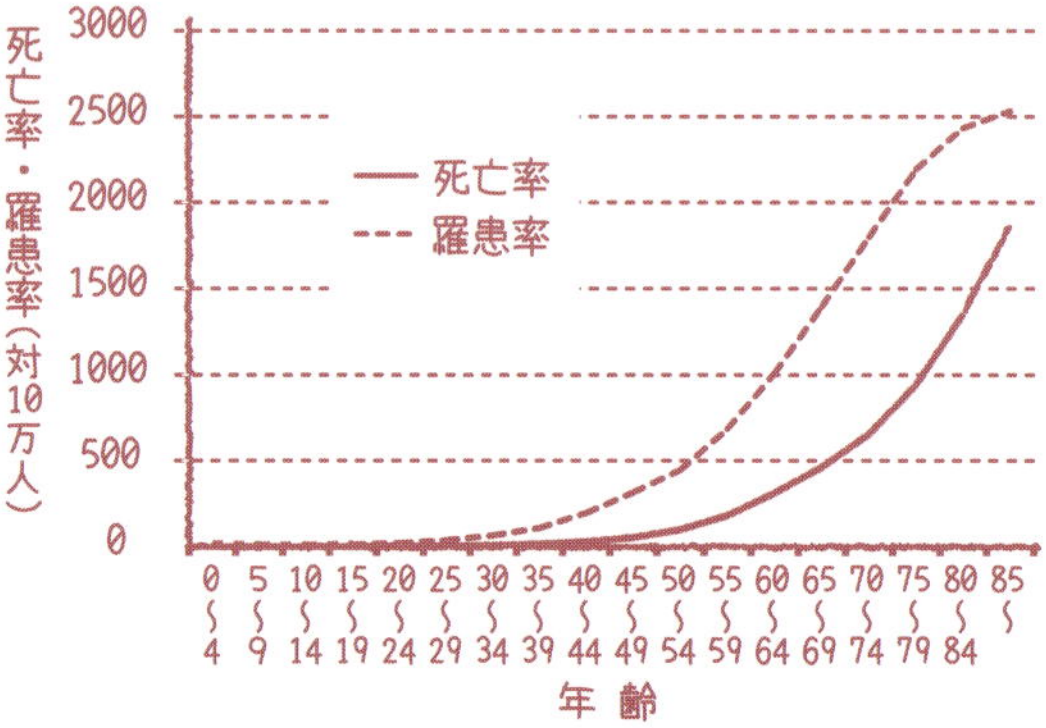

がんの統計'15 のデータから作図

図 1-8

年齢層別人口（人口ピラミッド）

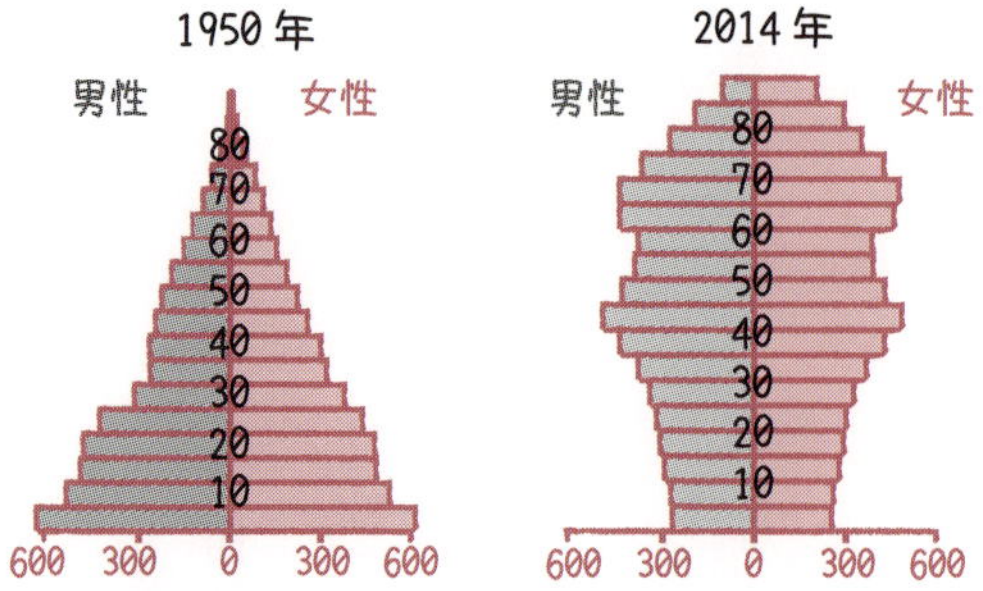

国民衛生の動向 2015/2016 のデータを用いて作成

高齢者にはがんになる人が多いのですから、高齢者の多い現在の人口構成であれば、全人口に対するがんになる人の比率が高くなることは予想できます。**言い換えれば、若者が多かった以前と高齢者が多い現在では年齢構成が違うため、単純にがんになる人が増えているとは言えないのです。**

そこで、年齢構成をある基準の年に合わせて、がんの発生率を補正することが行われています。これを**年齢調整死亡率**《ねんれいちょうせいしぼうりつ》といいます。

図1-9は、やはり「がんの統計」のデータを基に年齢調整したグラフです。

男性では2000年頃をピークに、女性では一貫してがんの死亡率が低下していることがわかります。

実は、がんは減っている、とも言えるのです。

図 1-9

年齢調整後の疾患別死亡率の推移

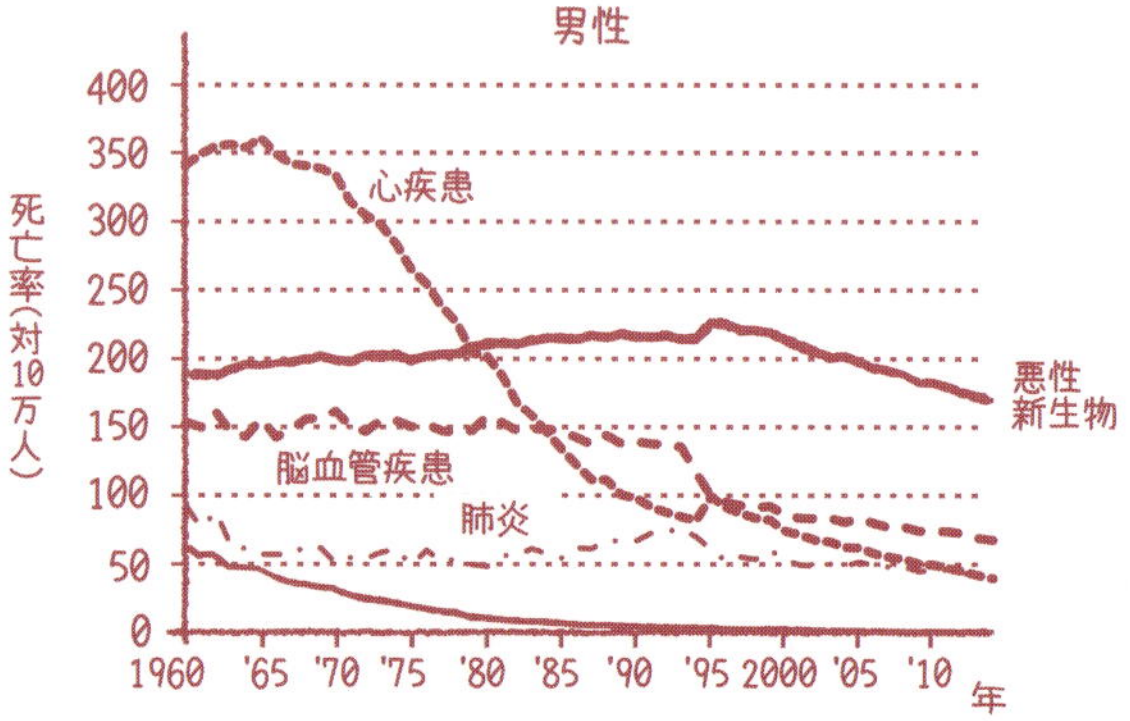

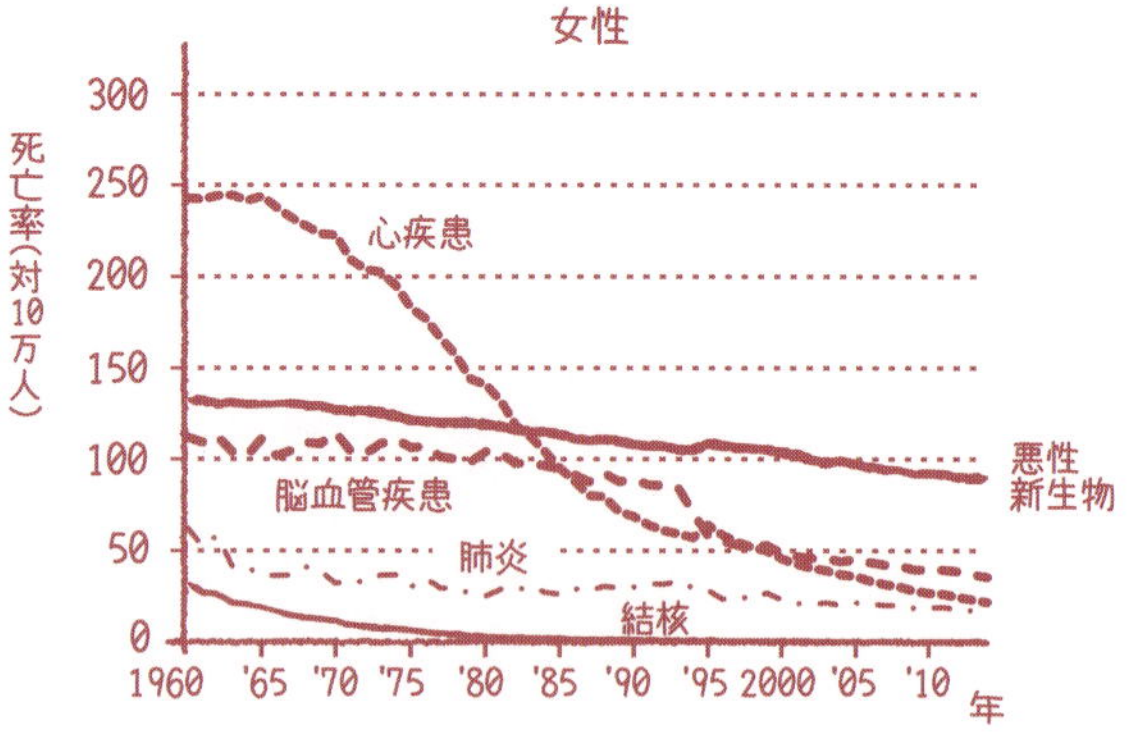

がんの統計'15 のデータから作図

驚かれると思いますが、これまで日本では、がんの届出制度がなかったので、実際はどのくらいの人ががんにかかっているか正確に調べることができていませんでした。これまで私たちは、十数府県の地域がん登録で把握されたデータから全国値を推計してきました。

２０１６年からは全例登録が行われることになり、より正確なデータがわかると期待しています。

第2章　小児がんと遺伝性がん

小児がん

小児がんと闘《たたか》うお子さんを主人公とした映画やテレビのドキュメンタリーは、私たちの心を強くゆさぶります。

小児がんは、大事なお子さんに突然起こるので、ご家族にとっては大変心配なことでしょう。小さな体でがんばっていらっしゃる病気のお子さんやご家族を拝見すると、なんとかして差し上げたいと思います。

◎非常にまれな小児がん

しかし、まずご理解いただきたいのは、実は、小児がんは非常にまれな病気であるということです。日本における小児がん（0～15歳）の発生数は年間2000～

2500例と推定されています。

表2-1は、未成年の死亡数をまとめたものです（「平成25年人口動態統計月報年計（概数）の概況」による）。乳児期では先天奇形《せんてんきけい》や呼吸障害などが死因の上位を占めています。1〜14歳では悪性新生物《あくせいしんせいぶつ》つまりがんが死因の1位を占め、全国で284人が亡くなっています。ちなみに次に多い原因は不慮《ふりょ》の死《し》、つまり事故などでの死亡です。

私は5、6歳の頃に、木から落ちて首を強打《きょうだ》したことがありました。打ち所が悪ければ、この本を書けていなかったかもしれません。弟も2階から落ちたり、頭をぶつけたりしましたが、幸いにも2人とも元気にしています。

小児がんで最も多いのは白血病などの血液系のがんで、年間約740人が発生しており38%を占めています。次に中枢神経系にできる腫瘍、いわゆる悪性脳腫瘍《あくせいのうしゅよう》が約230人・12%、リンパ腫など220人・11%、性腺《せいせん》細胞由来の腫瘍が約180人・9%、それ以外はまれな腫瘍となります（日本小児血液・がん学会 2015年）。

小児がんは病気によって発生する年齢に特徴があります。たとえば副腎《ふくじん》、腎臓、肝

表2-1

未成年の年齢別死因順位（1-5位）と死亡数

年齢	死因および死亡数				
	1位	2位	3位	4位	5位
0歳	先天突然死奇形等 807人	呼吸不慮の障害等 308人	乳幼児出血性症候群 122人	事故 89人	障害等 76人
1～14歳*	悪性新生物 284人	不慮の事故 281人	先天奇形等 181人	心疾患 102人	自殺 91人
1～4歳	先天奇形等 141人	不慮の事故 109人	悪性新生物 83人	心疾患 55人	肺炎 53人
5～9歳	不慮の事故 106人	悪性新生物 104人	その他の新生物 35人	心疾患 22人	肺炎 先天奇形等 20人
10～14歳	悪性新生物 97人	自殺 91人	不慮の事故 66人	心疾患 25人	先天奇形等 20人
15～19歳	自殺 454人	不慮の事故 335人	悪性新生物 149人	心疾患 51人	その他の新生物 21人
0～19歳合計*	先天奇形等 988人	不慮の事故 705人	自殺 545人	悪性新生物 433人	呼吸障害等 308人

*筆者合計

平成25年人口動態統計月報年計（概数）の概況を改変

臓にできる小児型のがんは乳幼児期に多く、年齢が上がると少なくなってきます。急性リンパ性白血病も3歳くらいにピークがあります。

一方、骨肉腫《こつにくしゅ》などは思春期に多い病気です。急性骨髄性白血病《きゅうせいこつずいせいはっけつびょう》、性腺腫瘍《せいせんしゅよう》などは幼児期と学童期後半に多い特徴があります。

小児のがんは、比較的抗がん剤や放射線治療がよく効きますので命に関わるお子さんの割合は比較的少ないのですが、治療に伴う副作用は時間が経ってから出てくることもありますので、注意する必要があります。

◎病院の選択

昨日までお元気だったお子さんが、突然小児がんと診断されたたら、ご両親、ご家族は大変不安になるのは当然のことです。

小児がんはとてもまれな病気のため、全ての医師が治療に精通しているわけではありません。また、小児科医ばかりでなく小児外科医や放射線治療医もそろっている必要があります。このため、国では全国に15か所の**小児がん拠点病院**を指定しています

（がん情報サービス）。

これ以外にも都道府県が別個に小児がん診療病院などを指定している場合もあります。東京都では小児がん拠点病院以外に、私の勤務する病院も含めて**東京都小児がん診療病院**として11か所が指定されています。

これらの病院への受診は、主治医に相談されるとよいと思います。

◎治療法の選択

小児がんは、症例が少なく、まだ完璧な治療法もないので、全国で、時には世界中で協力して、よりよい治療法を研究しています。

お子さんは発育しますので、がん治療に伴って発育の障害などが出ることもあります。どのようにして治癒《ちゆ》率をあげ、かつ治療に伴う副作用を少なくするかが課題となっています。このため、手術、抗がん剤、放射線治療を上手に組み合わせる必要があります。

私の専門分野の放射線治療は、効果は確実にありますが成長に悪い影響が出ることがあります。また、別のがんを将来引き起こす可能性がないわけではありません。このため、私たちは、どうしたら放射線の量や照射範囲《しょうしゃはんい》を少なくできるかを常に考えています。

◎お子さんへの伝え方

がんという病気は大人でも病名を聞くとショックが大きいので、お子さんではなおさらのことです。でも、治療のためには、病気のこと、将来のことなどを伝える必要があります。小児がん拠点病院や診療病院は小児心理に詳しい専門家が、小児科の医師といっしょに細心の注意を払って対応しています。ぜひ相談してください。

◎学業と治療の両立

学業のこともご心配ではないかと思います。もちろん、治療の副作用が強いときなど体調の悪いときは無理ですが、院内学級などへの通学も可能です。外来での治療では、地元の学校へ通っている患者さんもたくさんおられます。

まず治療が第一ですが、医師と相談しながら、良い学業環境を整えてあげることも、お子さんの成長にとってたいへんに重要なことです。

遺伝性がん

小児がんには原因となる遺伝子がわかっているものがたくさんあります。たとえば多くの白血病、副腎という臓器にできる神経芽腫《しんけいがしゅ》、腎芽腫《じんがしゅ》、横紋筋肉腫《おうもんきんにくしゅ》、ユーイング肉腫、網膜芽腫《もうまくがしゅ》などです。その中には原因として遺伝的要因が大きいものがあります。網膜芽腫の原因が、壊れたＤＮＡを修復するために細胞の分裂を止めるタンパク質の遺伝子（Ｒｂ遺伝子）の異常であることがわかっています。この病気にかかるのは主に5歳以下のお子さんで、年間に約80人が発症しています。両側性《りょうそくせい》（両側の眼に発症）がそのうち30％程度です。両側の眼に発症する場合は１００％、片側の眼に発症する場合は10～15％が遺伝性と考えられています。

ほかに遺伝子の異常が親から子に受け継がれることにより発生するがんとして、遺伝性乳がん・卵巣《らんそう》がん、リンチ症候群《しょうこうぐん》や家族性大腸腺腫症《かぞくせいだいちょうせんしゅしょう》とよばれる遺伝性の大腸がんが知られています。これらのがんは、通常、大人になってから起こります。

遺伝性のがんは、小児に起こるものも、成人になってから起こるものもあるのです。生まれつきの遺伝子異常が原因で起こるがんは、全がんの5～10％程度ではないかと考えられています。遺伝的要因には1つの遺伝子の異常でもがんが起こるものと、いくつかの遺伝子異常が原因で起こるものがあります。ただ、遺伝子の異常が原因で起こるものでも、その異常を持っている人に必ず発生するというものではありません。環境など別の要因も関わっているのです。

遺伝性腫瘍の特徴を田村和朗氏（近畿大学教授）の論文からわかりやすく表2-2にまとめてみました。「血のつながった親戚内にある特定のがんが多い」、「比較的若年でおこる」、「両側《りょうそく》で起こる」などが特徴としてあげられます。

表2-2

遺伝性腫瘍の特徴

- 血のつながった親戚内で同じがんの患者がいる。
- 年齢が若くして発症する場合がある。
- 左右あるような臓器で両側にできる。
- 一つの臓器内でいくつもできる。
- 異なるいくつもの臓器にできる。
- 遺伝子の異常によって
がんができやすい臓器がある。
- 遺伝子の異常によって特徴的ながんがある。
- 男性乳がんなど性によって
まれな腫瘍ができることがある。
- 奇形を伴っていることがある。
- 遺伝子の変異によって
特徴的な病理組織像があることがある。

田村和朗　2016年の表をもとに作成

最近、アメリカの有名な女優・アンジェリーナ・ジョリーさんが、がんになっていない乳房と卵巣を手術でとってしまったというニュースがありました。お母さんやおばさんが乳がんになったので、ご自身のBRCAという、DNAの修復に大事な役割をもっているタンパクの遺伝子を調べたら正常ではなかったので、乳がんと卵巣がんに高い確率でなることが予想されたためです。

現在では日本医学会の「医療における遺伝学的検査・診断に関するガイドライン」に従って、医学的に必要な方に遺伝子検査が実施されています。この場合、「知らないでいる権利」と、結果に対する十分なカウンセリングができることが必要だとされています。お金を出せば遺伝子の検査してくれるところもあるようですが、もし異常があった場合どのように対応したらよいかがわかっていない面も大きいので、安易に検査すべきではないのではないかと、私は思います。

なお、一卵性双生児《いちらんせいそうせいじ》（双子）を調査した外国の研究でも、同じがんになった割合はとても小さかったと報告されていますので、特殊な遺伝病以外は遺伝の影響は高くないと考えられています（Lichtenstein P 2000, Czene K 2002）。

第3章　がんにならない生活習慣を身につける

〜がんの原因を知り、予防する

さて、本書の本題である、がんの予防に入ります。

がんと予防は、あまり結びつかないように思われるかもしれませんが、がんは予防できます。図3-1は、研究データをもとに、日本人のがんの原因と、その原因を回避すれば、どのくらいがんを予防できるかを表わしています。

注意点として、がんの種類によって治る確率が違いますので、がんになる割合（罹患率）とがんで亡くなる割合（死亡率）は異なっています。

男性では喫煙《きつえん》・受動喫煙《じゅどうきつえん》（30％）、感染《かんせん》（23％）、飲酒《いんしゅ》（9％）、女性で感染（18％）、喫煙・受動喫煙（5％）、飲酒（3％）が原因と推定され、**男性で約5割、女性でも約3割で、がんが予防できる**ことがわかります。

図からわかるように、**予防することで最も効果が期待できるのは、喫煙です。次に感染症と飲酒、その他、過量の食塩摂取《せっしゅ》、肥満《ひまん》などが続いています。これらを上手にコントロールできれば、がんをずいぶん減らすことができるはずです。**

図 3-1

日本人における予防できるがんの原因

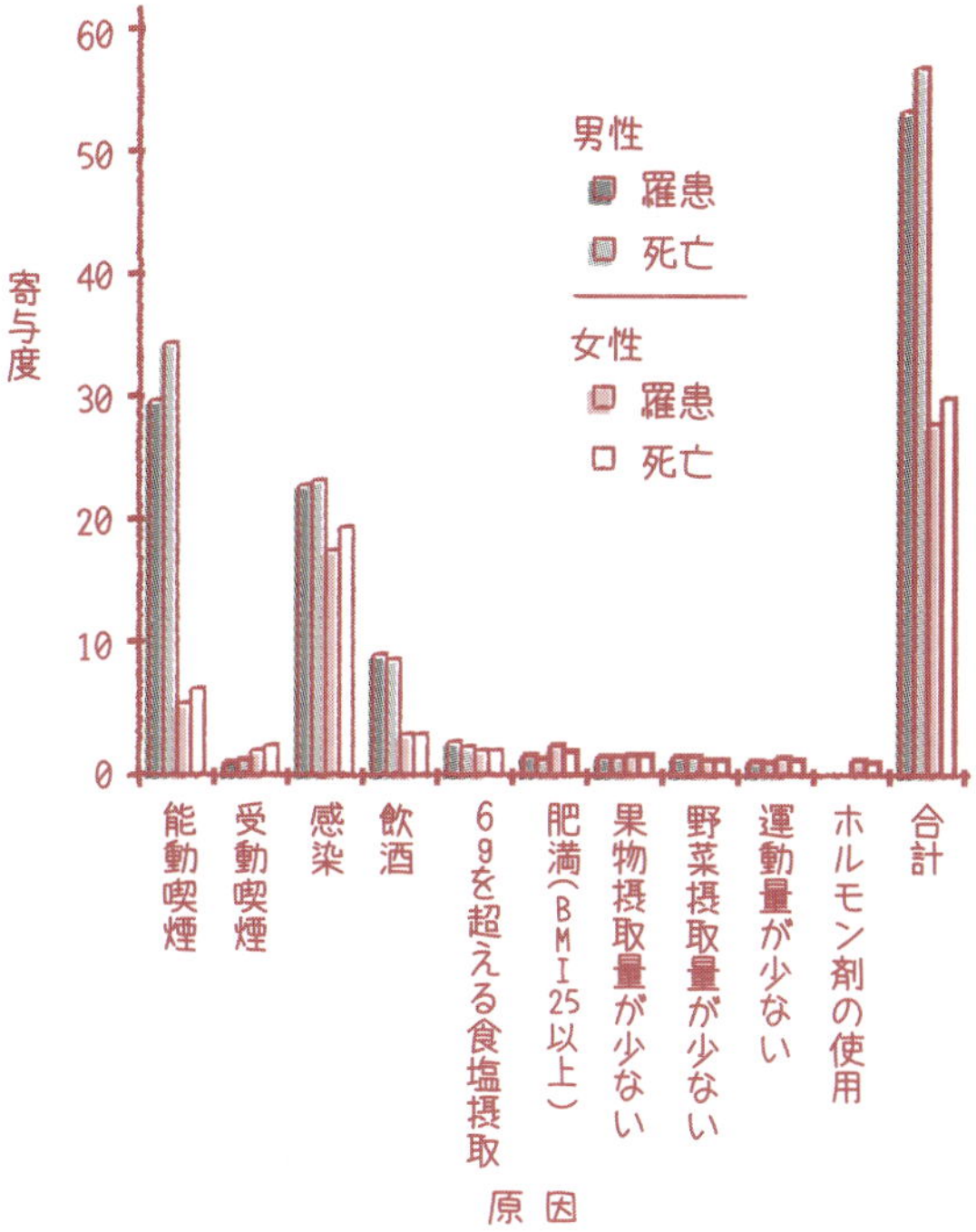

Inoue M 2012 のデータを用いて作図

以下では、がんの様々な原因とその特徴について解説します。特に、本書の主題のである**「がんにならない生活習慣を身につける」**ことの重要性について繰り返し解説しています。

お母さん、お父さんは、お子さんの将来のために、もちろんご自身のためにも、ぜひ実践してください。

また福島の原発事故以降、放射線に関する誤解が多いと感じています。その点も解説してみようと思います。

がんの原因から体を守る生活習慣

お子さんが、がんにならない習慣を身につけるためには、お父さん、お母さんは今から、がんにならない習慣を実践しなければいけません。お子さんは、お父さん、お母さんの毎日の生活習慣を見ているのです。

～禁煙～

◎まずは禁煙！

たばこを吸わないだけで、世の中のがんの三分の一が予防できるのです。

喫煙は、体に様々な悪い影響を及ぼします。私が医学部の学生だった頃、学生同士で血圧を測定する実習をしたことがあります。誰かがおもしろがって、たばこを吸ったらどうなるのだろうか、ということになりました。喫煙者だったS君にお願いして、たばこを吸う前後で血圧を測定したところ、たばこを吸った直後には血圧が20〜30㎜Hgも高くなりました。私はそのときに、たばこって恐ろしいものだなと実感しました。

たばこは、がんや血圧ばかりでなく、心臓病や動脈硬化《どうみゃくこうか》、脳卒中《のうそっちゅう》、慢性閉塞性肺疾患《まんせいへいそくせいはいしっかん》とよばれる息がしにくくなる病気、糖尿病《とうにょうびょう》、胃潰瘍《いかいよう》など、皆さんが日常で見聞きする多くの病気の原因でもあります。**喫煙により、寿命《じゅみょう》がだいたい10年も短くなることがわかっています。**

図3-2は、どちらも59歳の男性の肺のCT画像です。左の写真は現在は禁煙していますが喫煙歴30年の方のものです。

ちょっとわかりずらいのですが、矢印で示した個所は肺が壊れて黒くなっています。右の写真は同じような環境で育った医師のものです。肺は全く異常のない状態です。

図 3-2

喫煙による肺の障害

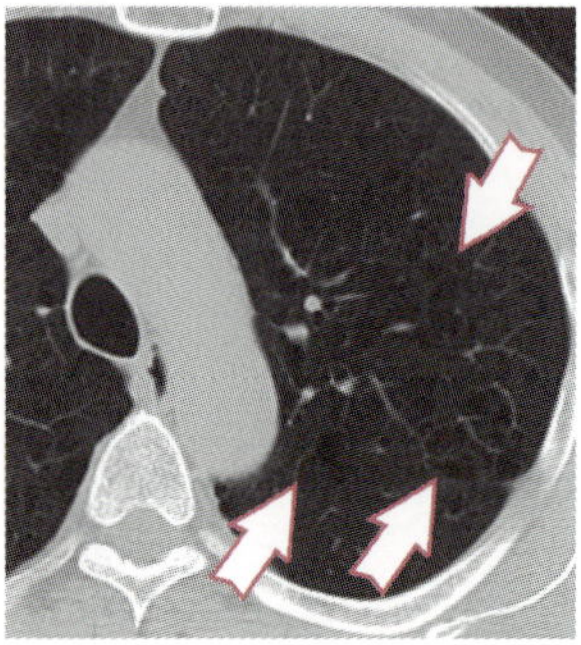

喫煙歴のある人の左肺

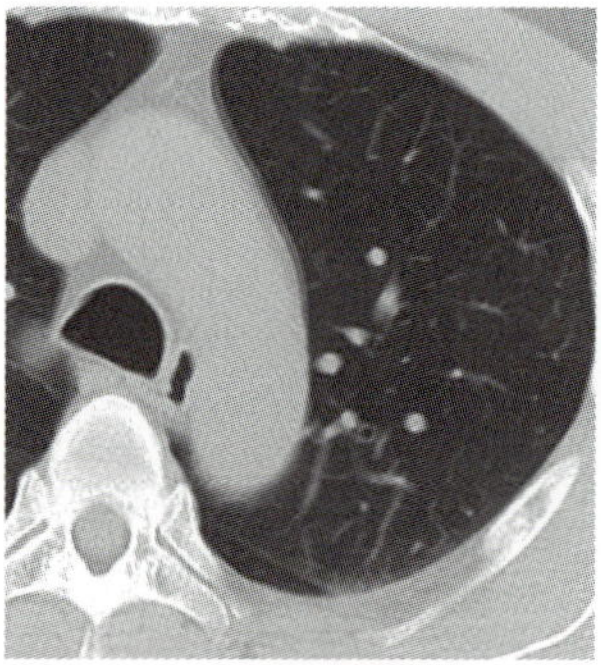

喫煙歴のない人の左肺

喫煙は人の寿命を短くするだけなく健康状態も悪くし、生活の質を低下させます。65歳以上の日本人男性では平均自立期間（日常生活に介護を要しない期間）が、たばこを吸わない人より吸う人の方が、約4年短いというデータもあります。

お子さんの受動喫煙の危険性

たばこによる健康被害は、ご自身が吸わなくても、家庭内や職場でだれかが吸っていれば、そのたばこの煙を吸い込む（**受動喫煙**《じゅどうきつえん》する）だけで起こります。さらに怖いことは、たばこを吸っている人が吸い込む煙よりも、たばこの先からでている煙（**副流**《ふくりゅう》**煙**《えん》）の毒性の方が高いということです。

もしあなたが、ご家庭内で喫煙しているとすれば、お子さんは毒性の高い煙を常時吸い込み、受動喫煙という大変なリスクにさらされているのです。

がんのリスクだけではありません。妊娠中の喫煙や受動喫煙は、お腹の赤ちゃんの発育を遅らせたり、他の病気の原因になったりします。出生後であれば、赤ちゃんの突然死のリスクが上がること、また、学業成績の低下、動脈硬化、虫歯などとの関連も指摘されています。

◎がんの原因で本当に怖いのは、たばこによる化学物質の吸引

たばことがんの相関《そうかん》は明確です。では、たばこは、なぜがんを引き起こすのでしょう。

また、細胞内の話になりますが、遺伝子が書かれているDNAがたくさん切れ、その切断されたDNAの修復が十分にできないと設計図の書き換えが起こり、がんになると説明しました。**たばこの煙には、非常に多くの化学物質が含まれています。この化学物質が細胞分裂やDNAを修復するときに影響を及ぼしDNAの正常な修復を妨げ、がんを発生させます。放射線や紫外線などより、外から体内に入ってくる化学物質のほうが、よほど怖いのです。**

たばこの煙には、魚のお焦げにも含まれるニトロソ化合物のほか、多環芳香族炭化《たかんほうこうぞくたんか》水素類《すいそるい》、ダイオキシン、ホルムアルデヒドなど、発がんに関係するといわれる物質だ

けでも60種類以上含まれています。これらの発がん物質がたばこの吸引とともに口から咽頭《いんとう》、喉頭《こうとう》、気管・気管支、肺と吸い込まれていき、それぞれの粘膜の表面に付着し、細胞に直接吸収されたり血液に入ったりして、体のすみずみまで運ばれます。そして、そこの細胞の遺伝子に影響を及ぼし、がんを発生させるのです。

焼き魚のお焦げの黒くなった部分にはニトロソ化合物とよばれる強い発がん物質があると、話題になったことがあります。確かに、マウスなどの実験動物に大量の魚のお焦げを食べさせる実験をすると、がんが増えることがわかっています。ただ、この類いの実験で使用する量は、私たちが日々の生活で食べる量に換算すると途方もなく多いのです。ですから、実際の生活とはかけ離れた話なので、心配する必要はありません。

◎たばこは、どんながんのリスクを高めるのか

たばこにより、肺、膀胱《ぼうこう》、腎《じん》、尿管《にょうかん》、口、鼻、のど、食道、膵臓《すいぞう》、胃、肝臓《かんぞう》、子宮、白血病、結腸《けっちょう》など、体のあちこちで発がんリスクが高まることがわかっています。乳がんのリスクも指摘されています（国際がん研究機関：IARC 2007）。日本の研究でも、食道、肺、胃、膵臓、肝臓、子宮頸部《しきゅうけいぶ》では確実にリスクが高まり、大腸、乳房もリスクの可能性ありと報告されています。

その中でも、肺がんのリスクが最も高いのです。

◎肺がん

肺がんのリスクは、たばこにより4～7倍上がるといわれています。

肺がんを詳しくみると、発生する細胞の種類により4種類に分けられます。どの種類の肺がんでもたばこの影響がありますが、中でも扁平上皮《へんぺいじょうひ》がんと小細胞《しょうさいぼう》がんでは強く影響されます。

先ほど、たばこにより慢性閉塞性肺疾患《まんせいへいそくせいはいしっかん》が増えると書きました。この病気は息をし

ても効率よく酸素が血液に取り込めなくなる病気で、とても息が苦しくなります。これに肺がん併発すると、手術も放射線治療も難しくなります。手術をしても肺の一部をとるため、呼吸はますます苦しくなってしまいます。

放射線治療も同様で、放射線の当たった部位の肺が駄目になりますから呼吸困難がひどくなってしまいます。残念ながら、治療ができないこともしばしば経験します。

◎食道がん

食道がんもたばこによるリスクが高いがんです。

私は、食道がんの患者さんを多く診察しています。食道がんの患者さんはたいてい、たばこと飲酒を多くされた経験があります。このような方々では、食道のがんが治っても、のどや口、肺にまたがんが出てくることがしばしばです。

結局、何回も何回も、別の部位にできたがんの治療を受けなければならないことになります。

まず、お父さん、お母さんが喫煙習慣を断ち切る！

～まず禁煙を！～

たばこの成分であるニコチンには強い習慣性があり、一度ニコチン中毒になると、なかなか抜け出せません。みなさんの周りでも、禁煙をトライされては失敗している方が多くいらっしゃるでしょう。

禁煙してしばらくすると無性《むしょう》に吸いたくなる、お酒を飲んだときについつい吸ってしまうなど、これはニコチン中毒によるものです。**喫煙の習慣はニコチン中毒という病気なのです。**1人ではなかなか禁煙は難しく、そんな場合は病院の禁煙外来《きんえんがいらい》を受診してください。

お父さんには、きっぱりと禁煙していただきましょう。もちろんお母さんも。ぜひ、お子さんを受動喫煙のリスクから救ってあげてください。

家の中でたばこを吸わなくても、お子さんはあなたを見ていらっしゃいます。お子さんに、喫煙という悪習慣が身につかないように注意することが最も大切です。これで将来のがんの三分の一が減るばかりか、多くの病気を防いで、元気でいられる期間

図 3-3

喫煙率の推移

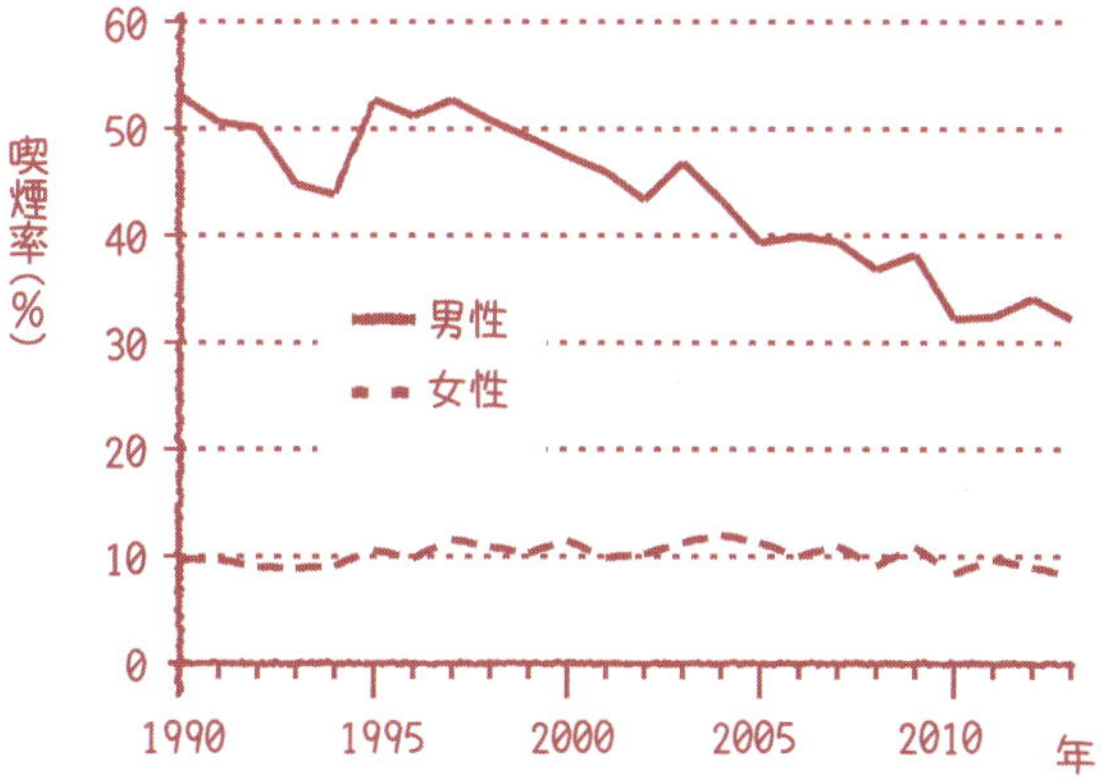

がんの統計'15 のデータから作図

をのばすことができるのです。

男性の喫煙率は毎年減少していますが、女性は横ばい状態です（図3－3）。なんとか喫煙率を低下させる必要があります。

～飲酒はほどほどに～

飲酒による発がんへの影響は、男性では約9％、女性では2・5％と推定されています。米国のデータでは飲酒は、口・のど、食道、大腸、乳房、肝臓、膵臓のがんに影響していると報告されています。

1日2合以上飲酒すると、がんのリスクが増加することがわかっています（図3－4）。飲酒が原因で起こる口・のど、食道、肝臓のがんは、1週間に1回以上の飲酒でも明らかにリスクが上がります。**食道がんは、たくさん飲酒される方と全く飲酒されない方では、4倍以上の危険性があります。**

どうやら、1日1合以下の飲酒なら、がんのリスクはあまり高くないようですから、

図 3-4

飲酒量と全死亡及びがん死亡のリスク比

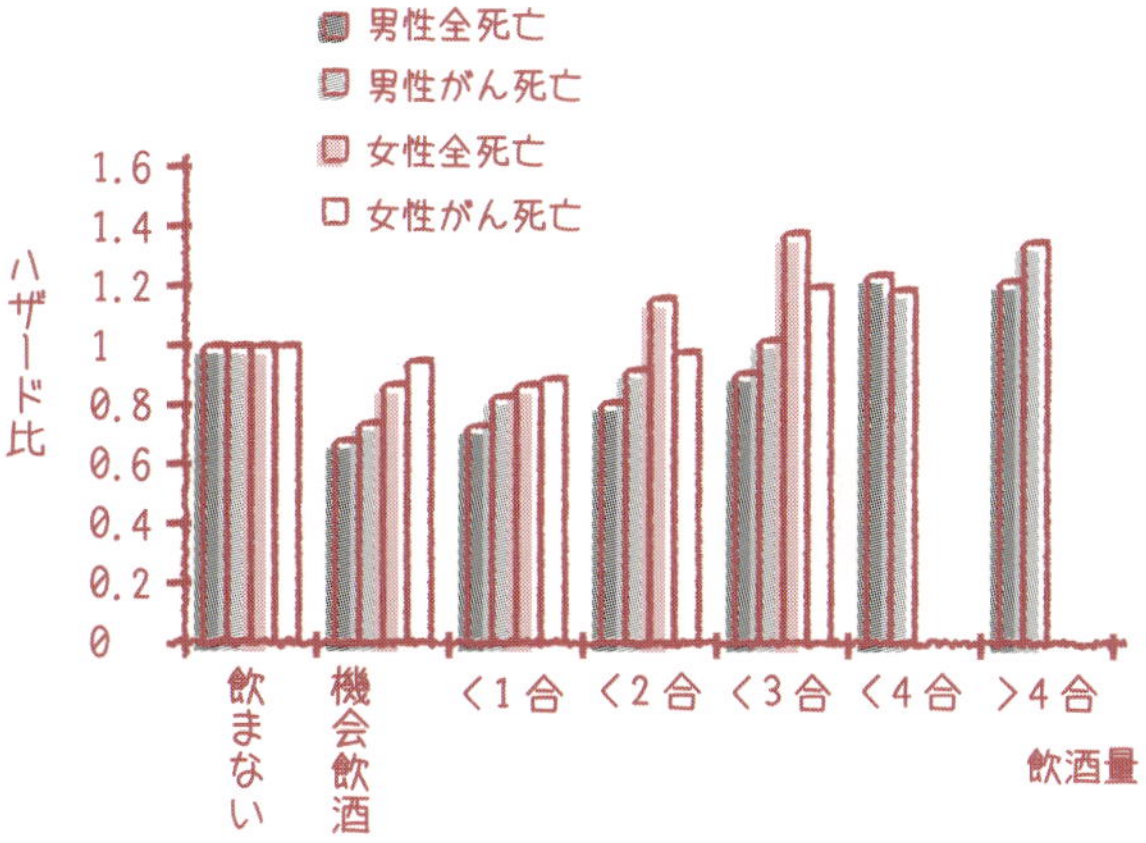

Inoue ら 2012 のデータにより作成

晩酌はそのあたりを目安としてください。

喫煙と同様、気をつけていただきたいのは、お子さんが、たくさん飲酒されるのを当たり前だと思わないように育てていただきたいことです。

親は子どもの見本です。毎日、たくさんお酒を飲酒する両親を見て育てば、それが当たり前だと思い、自分自身もたくさん飲酒するのが普通であると考えがちになります。

生活習慣は引き継がれるのです。

～塩分控えめ、いろいろな食物をとる～

◎食塩は1日6g以下にする

がんの原因として、食事が大事な役割を担っていると考えられますが、実際のところ、食塩以外はがんの大きな因子にはなっていません（図3－1参照）。

アメリカでは現在、胃がんは少ないのですが、以前は大変多い病気だったそうです。冷蔵庫がなかった時代には、保存食として肉の塩漬けがたくさん食べられていました。ところが、冷蔵庫が普及した結果、胃がんが激減したのです。

どうやら塩辛い食事は、ピロリ菌の感染を促したり、胃の粘膜を攻撃したりすることで胃がんを増やすのではないかと考えられます。

日本の調査でも、1日6グラム以上食塩をとると、明らかにがんが増えることがわかっています。

私は約20年間関西に住んでから東京へ転勤になりました。東京で感じたことは、食事が塩辛いことです。見ていると多くの同僚が、私が塩辛くて食べられないお弁当にさらに醤油をかけているのです。小さい頃からの習慣で、こうも味覚が変わるものかと思います。

お母さん、食事の味付けには、ぜひ注意を払ってください。お子さんの味覚は、今の食習慣で決まってしまいます。

◎いろいろな食物をとる

私は、患者さんから食事について相談されたときには、**いろいろな食物をまんべんなくおとりになるのがいいですよ、とお話ししています。**ある特定の食物を大量にとり続けるのは決してよいことではありません。

サプリメントについてもご相談を受けることもありますが、これも同じ理由でおすすめしていません。

ご家族で塩分の少なめの楽しい食事をそろってされるという習慣が、お子さんにとって最も大事なことと思います。

～適切な体重維持が大切～

体重に関しても研究報告がありますが、体重が重すぎても軽すぎても、がんのリスクが上がるようです。適正な体重を維持することが大事です。

女性には痩《や》せ信仰がありますが、がんに限らず、これは体にとって決してよいことではありません。ダイエットを契機に起こる思春期やせ症は、命に関わることもあるのです。思春期のお子さんをお持ちのお母さんは、特に気をつけてあげてください。体形に関する言葉にも〝注意〟です。

～身の回りにも発がん物質がある～

たばこにかぎらず、私たちの周りにはがんを引き起こす可能性のある物質がたくさん存在しています。

以前ニュースになった、ある印刷工場での職員の方に胆道系《たんどうけい》のがんが頻発《ひんぱつ》した事件、ある種の農薬を使う農家の方にやはり胆道系のがんが多いという報告などは、化学物質が影響して起こったがんです。

私が小学生の頃は、理科の実験で石綿《いしわた》（アスベスト）をはり付けた金網の上に置いたビーカーをアルコールランプであぶる実験をしたものです。このアスベストは耐火性《たいかせい》があり、建築材やその他多くの用途に使用されました。
アスベストは天然鉱物ですが、細い繊維状になって肺に取り込まれ、肺を包む胸膜《きょうまく》やお腹を包む腹膜《ふくまく》に中皮腫《ちゅうひしゅ》とよばれるがんを引き起こすことが明らかになっています。現在は使用が禁止されていますが、古い建物には使用しているものが残っています。

食品の化学添加物にも、発がん性のあるものが指摘されています。ただし、添加物の量が発がんに影響するわけですから、むやみに恐れる必要はありません。添加物のない食品でなければと心配されるお母さんもいらっしゃると思いますが、あまり神経質になって、バランスの良い食事をおろそかにすることは避けるべきです。

ＩＡＲＣ（国際がん研究機関）という団体が、発がん性の有無で化学物質を分類してインターネットで公表しています。そこにはコーヒーやお茶に含まれるカフェイン、飲酒により体の中でつくられるアセトアルデヒドなどもあげられていますが、これらの物質は通常の生活で節度をもっておとりになっているかぎりは、心配する必要はありません。

ウイルス・細菌感染

日本人では、ウイルスやばい菌の感染が原因で起こるがんが、他の先進国に比べて多いことが知られています。

表3－1は、がんの原因となる病原体とがんを示しています。

この中で、ピロリ菌の感染は日本人に多く、胃がんの原因と考えられています。また、東南アジアから日本にかけて多い病原体として肝炎ウイルス、ＥＢウイルスが有名です。成人Ｔ細胞白血病／リンパ腫は、九州や九州と交易のあった江戸時代からの古い港町で多いことがわかっています。

表3-1
感染症が原因であることがわかっているがんと原因病原体

病原体	がん
パピローマウイルス	子宮頸がん　口・のど　陰茎がん
EB ウイルス	上咽頭がん　悪性リンパ腫　胃がん
B 型肝炎ウイルス	肝がん
C 型肝炎ウイルス	肝がん
成人 T 細胞白血病ウイルス	白血病
HIV	エイズ（種々のがん）
ピロリ菌	胃がん、胃の悪性リンパ腫

～ピロリ菌～

ピロリ菌は、胃がんの原因としてお聞きになった方も多いと思います。比較的最近発見された細菌です。**ピロリ菌は慢性胃炎の原因になり、この慢性胃炎から、胃潰瘍《いかいよう》や十二指腸潰瘍、萎縮性《いしゅくせい》胃炎、胃がんへと進んでいきます。日本人のだいたい50％位が感染しています。**

ピロリ菌は、ほとんどが幼児期に感染し、胃の中に棲《す》みつづけます。どうやらピロリ菌に感染している大人から小さい子どもへの食べ物の口移しなどが感染の原因ではないかと考えられています。

私が子どもの頃、近所のお母さんやおばあちゃんが、離乳食の代わりに食べ物を咀嚼《そしゃく》してから赤ちゃんに与えていたのを記憶しています。たぶん、こんなことで日本人には感染が多いのではないかと思います。ただ、日本の衛生状態がよくなってから成長した人たちへの感染は、明らかに少ないことがわかっています。

ピロリ菌は胃がんばかりでなく、胃に発生するモルト（MALT）リンパ腫と呼ばれるリンパ腫の原因にもなります。胃にできたモルトリンパ腫の治療法は、ピロリ菌を抗生剤で除菌することです。モルトリンパ腫はがんなのですが、ピロリ菌を除菌することにより治るのです。

慢性胃炎、胃・十二指腸潰瘍の治療の一貫として、また胃がんの予防としても、ピロリ菌の除菌は効果的です。いくつかの抗生剤の組み合わせを1週間飲むことで簡単に除菌できます。私も10年くらい前に消化器内科の同僚にすすめられて除菌しました。

ピロリ菌の感染予防法としては、食べ物の口移しや、咀嚼したものを赤ちゃんに食べさせないことが大事です。赤ちゃんがいとおしくなるとついついやってしまいそうですが、キスを含めて慎《つつし》んだ方がよいと思います。

～肝炎ウイルス～

肝炎《かんえん》を起こすウイルスはたくさん種類がありA、B、C…と順番に名前がつけられています。このうち肝がんとの関係が強いのはBとCです。

このウイルスに感染すると長い時間、体の中に潜《ひそ》み、何年もかけて慢性肝炎を発症させ、肝硬変《かんこうへん》、肝がんへと進みます。特徴として、肝臓全体ががんになりやすいので、仮に最初のがんを直せても、次から次に新しいがんができてしまい、治療が困難になることが多くあります。

◎B型肝炎ウイルス

B型肝炎ウイルスは、感染してから何十年もたってから慢性肝炎、肝硬変、肝がんという経過をたどります。このウイルスは感染したからといって体に潜むわけではなく、多くの場合は免疫などが働いてやっつけてくれます。しかし一部の人ではウイルスが体の中に隠れ住んで、最終的にがんを引き起こします。

私がまだ子どもだった頃の予防注射が感染の大きな原因でした。その頃は、学校での予防注射では、注射針を替《か》えずに数人に順番に注射がされていました。幼心《おさなごころ》に「いやだな」と思ったことがありました。たまたまこのウイルスをもっている人に刺した針を使用すると、他の人にもウイルスがうつってしまいます。

私が医師になった頃には、1回使用した針やその他の医療器具は使い捨てになっていましたので、注射による感染はなくなりました。ただ、入れ墨やピアスなど医師によらない医療行為、麻薬などの使用時に針の使い回しをすれば感染する可能性があります。

以前は、このウイルスの存在がわからず、輸血時や血液から薬をつくるときに検査されていませんでした。そのため輸血や薬の点滴を受けた人たちにも感染が広がってしまいました。何十年もして、初めて自分がB型肝炎ウイルスに感染していることを知る人もたくさんいらっしゃいます。国もこのことに責任を感じて、補償制度をつくっています。

現在では高度な検査を行っており、輸血での感染はほとんどなくなっていますが、残念ながら、わずかですが感染例が出ています。

もう1つ重要なのは、B型肝炎ウイルスをもっているお母さんから赤ちゃんへの感染です。いちばん可能性の高いのは、生まれるときに産道で感染することです。これを防止するために、いろいろな工夫が行われています。たとえば、出産直後に行う免疫グロブリンという薬やワクチンの注射です。

私たち病院で働いている医師や看護師は、患者さんに使った針を捨てる前にまちがって自分に刺したり（針刺し事故）、血液のついた器具でけがをしたりすることがあります。私も、指に間違って針を刺してしまったことがあります。その中にはB型肝炎ウイルスをもっている患者さんに使用した器具があるかもしれません。そこでB型肝炎の感染を予防するために、私たちはウイルスワクチンの予防接種を受けています。

このウイルスに慢性感染している場合でも、インターフェロンなどでウイルスを除去することができます。専門の内科医にご相談してみてください。

◎C型肝炎ウイルス

C型肝炎ウイルスは人への感染力が弱いので、特殊な場合にしかうつりません。やはり以前はこのウイルスも存在がわからなかったので、輸血時の検査はされていませんでした。そのため、輸血を受けた人たちの間に感染が広がっています。B型肝炎ウイルスと同様に、麻薬の静脈注射時などで器具の使い回しで感染することもあります。

C型肝炎ウイルスは薬を使って、体から追い出すことが可能になっています。もし検査でこのウイルスを持っていることがわかったら、専門の内科で相談してください。そうすれば未然に肝がんを防ぐことができるのです。

～パピローマウイルス～

このウイルスは、いぼの原因として知られていました。私も小学校高学年の頃、右の親指にいぼができて、なかなか治らなかったことを覚えています。いつの間にか消えてしまいましたが、たぶん私の体の中で免疫が働いて、いぼのウイルスを追い出したのでしょう。

パピローマウイルスは、発生が増えている子宮頸がんなどの原因になります。

◎子宮頸がん

子宮頸部《しきゅうけいぶ》にできるがんでは、パピローマウイルス16型、18型が70％で見つかることがわかりました。その後、このウイルスが子宮頸がんの原因であることが明らかになりました。このウイルスはセックスを通じて、男性から女性に、女性から男性にうつります。

私が医学部の学生のとき、子宮頸がんは、初めてセックスをした年齢が若いほど、セックスの相手が多いほど、リスクが高いと教わりました。その頃はまだ、子宮頸がんの原因が、パピローマウイルスだとはわかっていませんでした。

感染してからがんになるまでには時間がかかりますから、当然早く感染するほど若い女性でもがんになるチャンスが多くなります。また相手が多いほど、このウイルスを持っている人に当たる可能性が高くなるので、がんになる危険も高くなるのは当然です。

最近、ずいぶん若い（20歳代の）子宮頸がんの患者さんを診察することが多くなりました。世の中の風潮が原因しているのかなと思っています。厚労省が推薦するがん検診でも、他のがんがたいてい40歳以上なのに、子宮頸がんは20歳からが対象になっています

◎のどのがん

のどのがんでも、このウイルスが見つかることがあります。興味深いことに、このウイルスが原因でできたのどのがんは、たばこが原因でできたのどのがんより治りやすいことがわかっています。特に放射線治療がすごくよく効くので、比較的簡単に治

すことができます。

◎予防ワクチンと副作用

パピローマウイルスの感染を予防するワクチンが外国では使用されていて、女性がセックスをする年齢になる前に接種することで、極めて高い予防効果が示されています。

日本でも2年ほど前に、このワクチンが中学生の女子を対象に使用されたのですが、日本にしか起きない不思議な副作用を訴える人があり、現在は全員を対象とする接種は中止されています。

ともかく、この副作用が本当にワクチンによる副作用なのか、それとも他の原因による症状なのかを早急に明らかにして、早くワクチンの安心な接種を再開してほしいと願っています。

ワクチンが使用できないとすると、子宮頸がんを予防するためには、最初から必ずコンドームを使うなどの安全なセックスしかありません。

お母さんには、お嬢さんたちと一緒に、安全なセックスについて考えていただけた

らと思います。

～成人T細胞白血病／リンパ腫～

ホジキンリンパ腫というリンパのがんがあります。治りやすいがんですが、日本には少ない病気です。以前、九州を中心にホジキンリンパ腫と診断される病気があって、欧米と違って、とても治り難いことがわかっていました。

その後、実はヒトT細胞白血病ウイルスⅠ型というウイルスが原因の成人T細胞白血病／リンパ腫という病気だということがわかりました。これ以外にも、神経、眼、皮膚にも関連した病気を起こすことがわかっています。元々は九州の風土病でしたが、江戸時代には全国の港町に広がり、現在では人口の移動に伴って大都市も認められます。

日本では人口の1％くらいがこのウイルスをもっています。ウイルスを持っている人の生涯発生リスクは5％程度と考えられています。このウイルスの感染力は弱いのですが、お母さんから赤ちゃんへ感染します。今では全国的に妊婦さんの検診が行われ、感染の予防対策がなされています。また血液やセックスを介しても感染すると考えられています。

～エプスタイン・バール（EB）ウイルス～

ＥＢウイルスは日本ならどこにでもいるウイルスで、日本人の場合、幼少期に70％、20歳では90％くらいで感染しています。

このウイルスは、鼻の奥の上咽頭《じょういんとう》（鼻咽頭《びいんとう》）と呼ばれる部分のがんを引き起こすことが以前から知られています。この病気は、南中国から東南アジアにかけて多く見られます。また、様々なリンパ腫を引き起こすのですが、日本では鼻腔《びくう》にできる**ＮＫ細胞リンパ腫**という病気が有名です。そのほか、胃がんの原因になることもあります。

感染していない人が思春期にこのウイルスをもっている人とキスをすると、1か月くらいして熱が出たり扁桃腺《へんとうせん》や首の周りのリンパ節がグリグリと腫《は》れたりすることがあります。これは**伝染性単核症**《でんせんせいたんかくしょう》といい、キスにより感染するので別名キス病ともよばれます。伝染性単核症の症状は結構重いのですが、有効な治療法はないので自然に治るまで余病《よびょう》が出ないように経過を観察します。

ＥＢウイルスは一度感染すると、私たちの体の中に隠れて居続け、極めてまれですが、血液の異常が長期間続く**慢性活動性ＥＢウイルス感染症**という病気を引き起こします。この病気は命に関わることもあり、２０１５年に、人気声優の松来未祐さんがお亡くなりになっています。

～エイズ～

エイズは、ヒト免疫不全ウイルスによって引き起こされる病気です。直接がんを起こすわけではありませんが、がん細胞を殺す免疫能が低下するため多くのがんが起こるのです。

エイズは血液を介して感染します。男女のセックス、男性同士の同性愛、麻薬など注射針の使い回しが主な感染減です。この病気のことが知られていなかった時代では輸血や、血液からつくった薬を介しても感染が起こりました。

最近はあまり話題になりませんが、実際は現在も年間に1500人程度の方が新たに感染しています(図3-5)。


エイズが発症すると、めったに起きない皮膚の特殊ながんや、脳内のリンパ腫なども引き起こします。通常のがんの発生頻度も2倍くらいに増えます。

エイズは感染ルートがわかっていますので、予防するには麻薬などに手を出さない、セックスをするときには最初からコンドームを使う、などの注意点を守ることが必要です。一度、家族で話し合う機会ができたらと思います。

図 3-5

エイズ感染者と患者の年次別推移

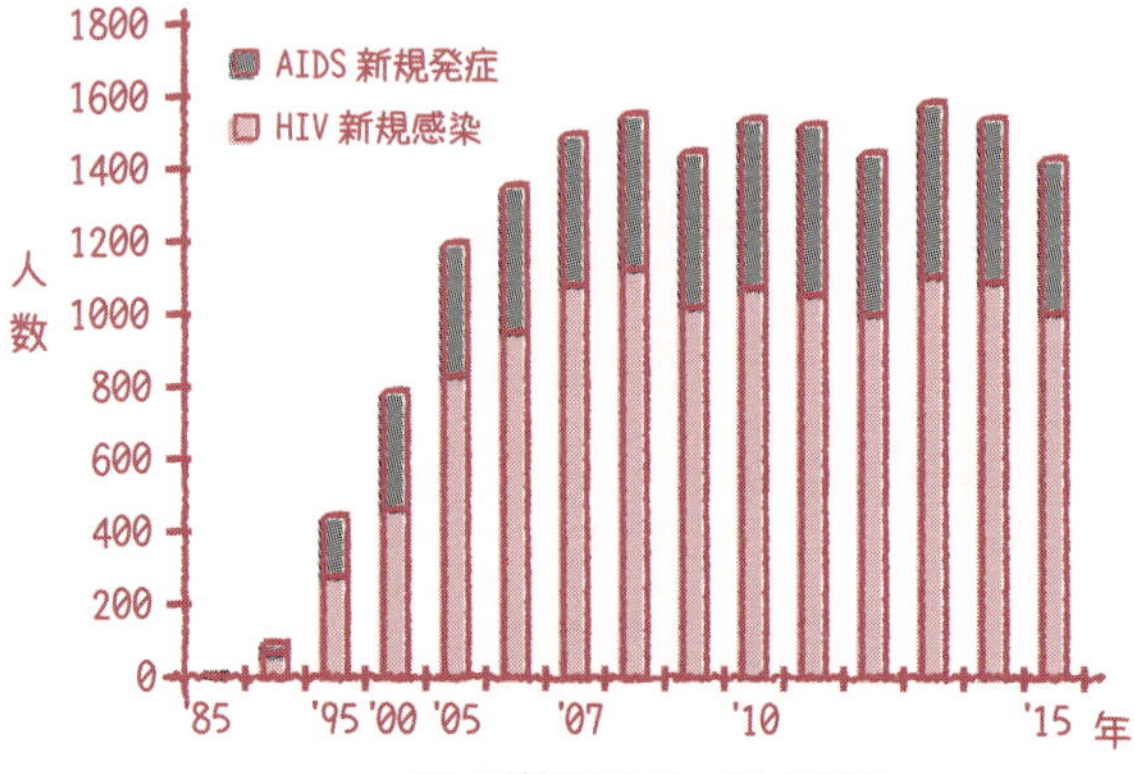

がんの統計'15 のデータから作図

紫外線

～紫外線による皮膚がん～

私が子どもの頃は日焼けすることが健康の源ということで、夏休みにはどれだけ日焼けをしたかを競ったものです。裸で外で遊ぶことを売りにしていた幼稚園もありました。それがいつの間にか、がんの原因になるから日焼けをしてはいけないなどと言われるようになりました。

紫外線《しがいせん》で誘発されるがんは、皮膚がん及び悪性黒色腫《あくせいこくしょくしゅ》とよばれるがんです。

日本では、年間1万7500人の方がこの病気にかかり、1700人（全がん死亡の0.

5％）の方が亡くなっています。

紫外線は光の一種で（本章末のコラム **「放射線って、いったい何なの？」**、図3－8参照）、私たちの細胞に当たると、遺伝子のDNAに傷をつけ、切ることにつながります。後で説明する放射線も同じようにDNAを傷つけるのですが、障害の形が違っています。

紫外線は、私たちにとって必要なものでもあります。紫外線に当たることでビタミンDが働くようになります。ビタミンDは骨をつくるときに重要な働きをするので、紫外線に当たらないと骨が弱くなる病気になります。私が子どもの頃、この病気ではないかと疑われ、ビタミンDのシロップを飲まされました。たぶん誤診だと思いますが…。

紫外線による皮膚がんは、圧倒的に白人に多い病気です。黒色に比べて白色のほうが、紫外線の吸収率が高い性質があり、皮膚も同じです。白人はもともと北の方に住んでいました。太陽の光が弱いため、色が白い方が紫外線を有効に利用できるのですが、その反面、影響も受けやすく皮膚がんが多いのです。

一方、南の太陽の光が強い地域に生活している人種は、余計な紫外線が細胞に当たらないように、色が黒い方が生存するためには有利です。

緯度が高く太陽の光の少ないイギリスでインド人が生活すると、皮膚の色が濃いために紫外線を十分利用できずビタミンD不足になり、骨が弱くなると聞いたことがあります。

さて、中間のところに住んでいる私たち日本人はどうでしょう？　皮膚の色もちょうど中間の色をしています。日本人は、余計な紫外線を防ぎながら、十分に利用できる肌の色なのです。

〜日焼けはだめ？〜

紫外線の影響を受けやすい白人が紫外線の強いところで生活すれば、ＤＮＡに紫外線が直接届き障害を引き起こすことで、皮膚がんが多く発生するのも通りです。

でも、私たち日本人は、日本で生活する限りでは、多少の日焼けは問題ありません。もちろん、真っ黒になるような日焼けは避けたほうがよいのは言うまでもありませんが。

私は日に焼けるとどちらかというと茶色になりますが、色白の妻は赤く水ぶくれになります。**色白の方は日焼けに対する抵抗力が弱いので、注意されたほうがよいでしょう。**

英語では日焼けを表わす言葉が2つあります。suntan と sunburn です。suntan は皮膚が茶色になることであり、sunburn は皮膚が赤く水ぶくれになることです。欧米の人たちは suntan にあこがれているようです。

放射線

福島の原発事故以来、放射能汚染で避難され不自由な生活をされている方がたくさんいらっしゃいます。特に小さなお子さんをお持ちのお父さん、お母さんは、お子さんへの影響を心配されていることでしょう。また、風評被害で苦しんでいる農業・漁業関係者も多くいらっしゃいます。

がんの原因というと、いの一番に、この放射線を思いおこす人が多いのではないでしょうか。でも、放射線で本当にがんになるのでしょうか。

～放射線ががんを発生させるメカニズム～

◎放射線による人体への影響

胸のレントゲンに使うX線が最も身近な放射線ですが、そのほかにもガンマ線、ベータ線、アルファ線などの種類があります（詳細は本章末のコラム**「放射線って、いったい何なの？」**参照）。この放射線は、私たちの体に当たると、細胞の設計図（遺伝子）が書かれているDNAの鎖を切る作用があります。

体にたくさん放射線が当たるとDNAがたくさん切れますので、修復することができません。そのため設計図が使えなくなって細胞が死んでしまいます。つまり、細胞の死ぬ数は放射線の量によって変わり、たくさん当たれば細胞はたくさん死にますし、少しなら細胞はあまり死にません。

たとえば1000億個の細胞からできている臓器があるとします。ここにわずかな放射線が当たって1個細胞が死んだとします。この臓器には何も変化はありません。

もう少し当たって10個死んだとします。やはり何も起きません。100個でも1000個でも何も起きません。

今度はたくさん放射線が当たって十分の一の100億個が死んだらどうでしょうか。何か支障が起こりそうです。半分の500億個ではどうでしょうか。かなりひどい病気になりそうです。

放射線による多くの障害は細胞の死によって引き起こされますが、ある一定の数の細胞が死ななければ障害は起きません。つまり、一定の量の放射線が当たらなければ障害は起きないのです。

◎放射線の被ばくによるがんの発生のメカニズム

細胞の死につながる影響のほか、放射線の影響はもう1つあります。それは切断された設計図（遺伝子）が書かれているDNAを修復するときに起こります。設計図が書き換えられて、がんにつながる間違った設計図になってしまうことです。このプロセスはこれまでも説明してきました（図3－6（図1－4再掲））。

図 3-6

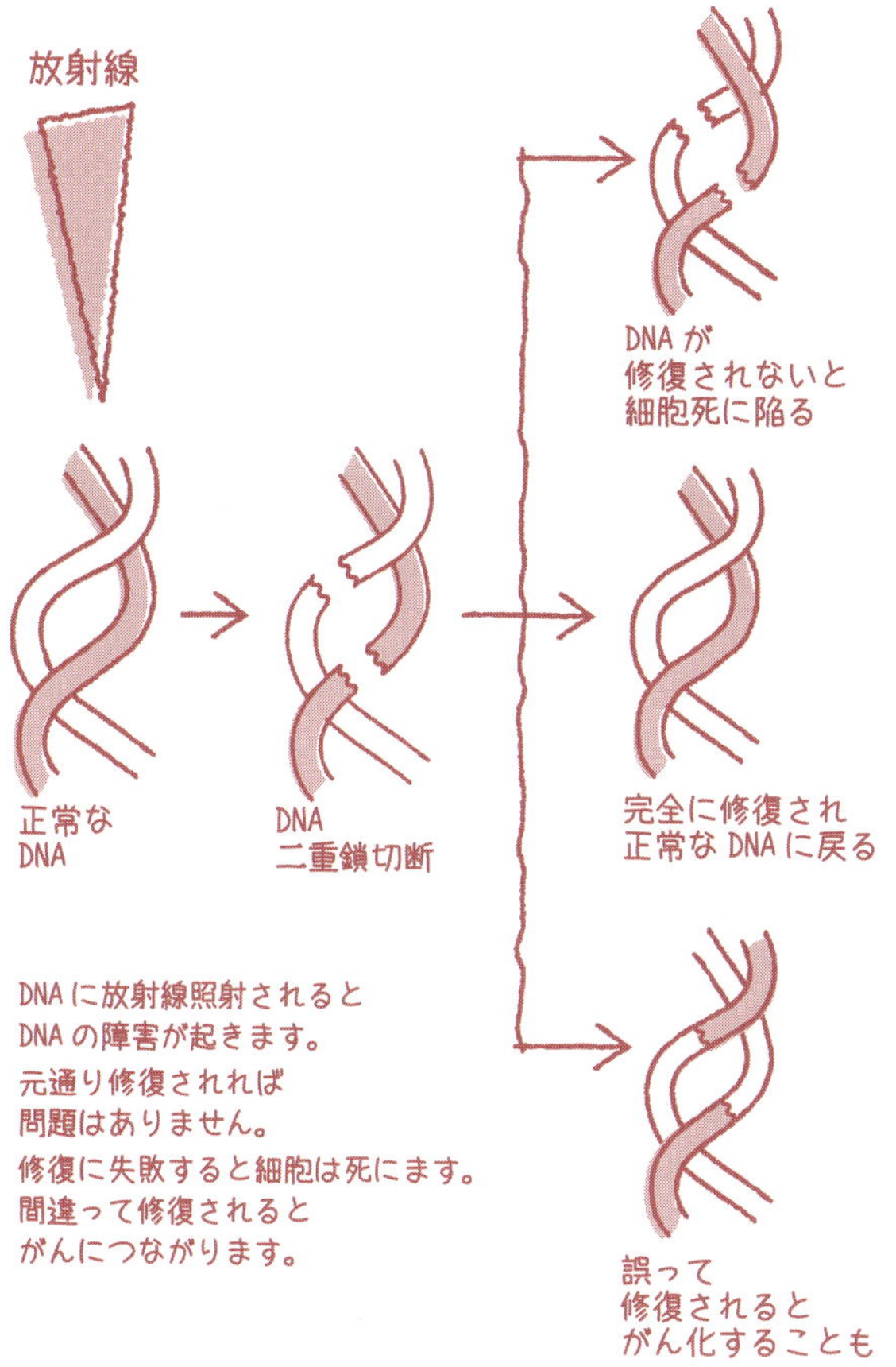
放射線
正常な
DNA
DNA
二重鎖切断
DNA が
修復されないと
細胞死に陥る
完全に修復され
正常な DNA に戻る
誤って
修復されると
がん化することも
DNA に放射線照射されると
DNA の障害が起きます。
元通り修復されれば
問題はありません。
修復に失敗すると細胞は死にます。
間違って修復されると
がんにつながります。

たくさん放射線が当たれば、それだけ多くのＤＮＡが切れます。そして、その修復のときに設計図の書き間違えが多く起こり、がんの発生につながるのです。

また、放射線が一度にたくさん当たる場合は、同じ線量でもゆっくり当たる場合に比べると、がんが多く発生します。これは一度に放射線が当たるとＤＮＡの障害が一時に起こり、ＤＮＡが２〜10倍切れやすくなるためです。つまり、一瞬に被ばくした場合は、時間をかけて被ばくする場合に比べ、２〜10倍の放射線量が当たったのと同じ障害が起こってしまいます。

また、放射線の種類でもＤＮＡの切れ方が異なります。胸のレントゲンなどで使用するＸ線やガンマ線に比べて粒子線であるアルファ線などでは、ＤＮＡが複雑に切れるため修復の際間違いが多く起こります。同じ被ばく線量でもアルファ線のがんのなりやすさはＸ線の20倍です。

～被ばく線量と発がん～

◎日本人の年間被ばく線量

福島での原子力発電所での被ばく以後、放射線の被ばくについて、たびたび新聞やテレビで報道されますが、実は、自然界に存在する宇宙線やカリウム40、炭素14、ラジウム226などから放出される自然放射線により、私たちは驚くほどたくさんの被ばくをしています。年間に1・43ミリシーベルト程度の被ばくをしている計算になります。外国ではもっと多く、アメリカでは3・11ミリシーベルト被ばくしていると報告されています。

私たちの被ばく線量で最も多いのは、福島での原発事故で出たヨウ素131やセシウム137など（放射性同位元素《ほうしゃせいどういげんそ》）から放出される放射線による被ばく線量でも、自然界に存在する放射線の被ばく線量でもありません。**医療に用いる放射線による被ばく線量が圧倒的に多いのです。**

図3－7は、日本とアメリカでの被ばく線量の比較ですが、日本では病院で行うCT検査での被ばく線量が多いことがわかります。

日本人は医療で年間推定3・8ミリシーベルト被ばくしています。これに自然界からの被ばく線量を足すと、平均5・3ミリシーベルトの被ばく線量になります。それと比べると、福島原発事故により原発周辺で被ばくした線量は最高値でも23ミリシーベルトですから、一見大変高い数値に見えるかもしれません。

しかし、医療の年間推定3・8ミリシーベルトの被ばく線量というのは、あくまで人口に対する平均の数値です。たとえば、CT検査を受けると1回で8ミリシーベルト被ばくします。カテーテル治療などではもっと多い被ばく量になります。CTによる被ばく線量に比べたら、福島原発事故での被ばく線量はとても少ないのです。

福島のお母さん方、安心してください。あなたの大事なお子さんの将来のがんの発生は、他県のお子さんに比べて決して高くはありません。

図 3-7
日本とアメリカにおける
被ばくの原因と被ばく線量

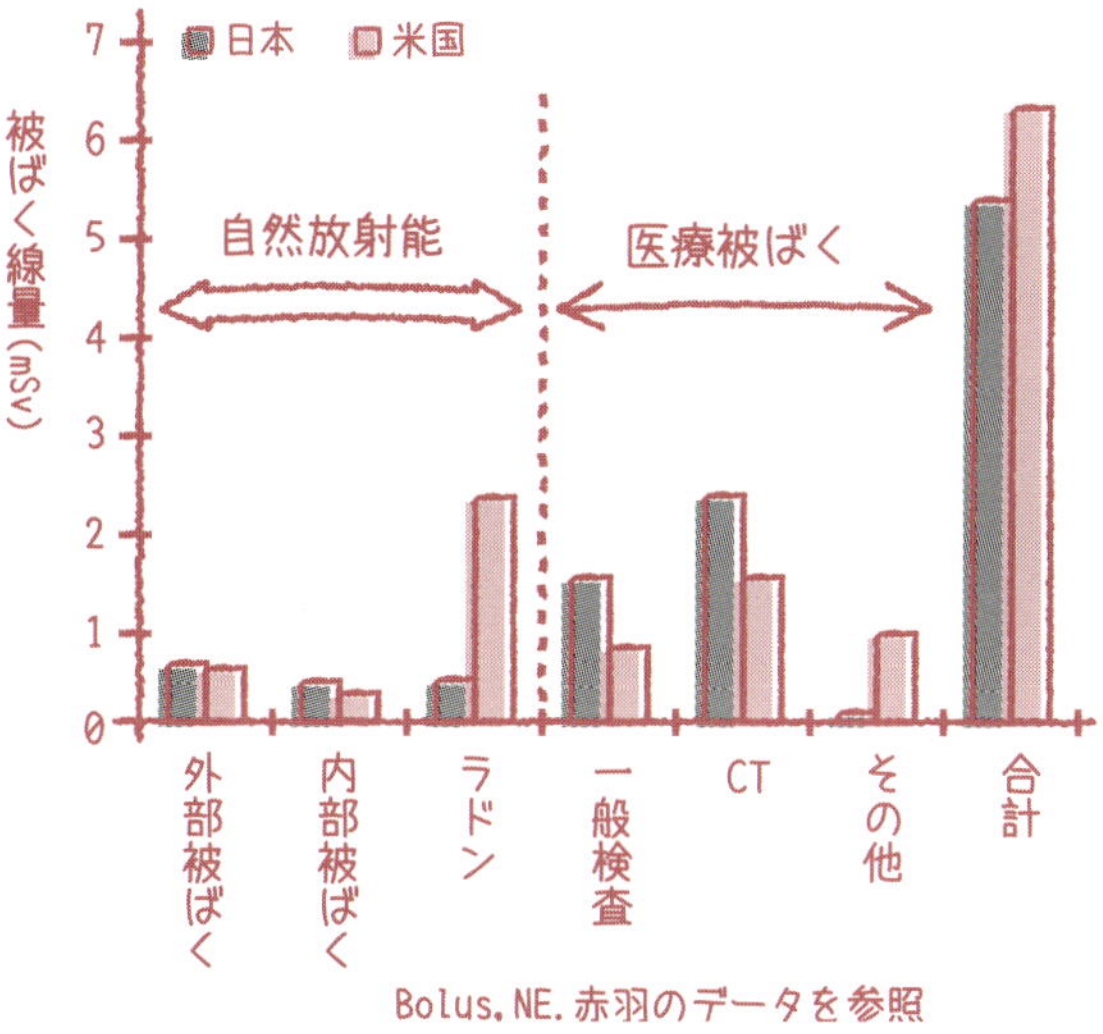

東京電力福島第1原子力発電所事故を受け、全県民約200万人の健康管理調査を進めている福島県は20日、浪江町、飯舘村などの住民ら計9747人について、事故後4カ月間の個人の外部被曝（ひばく）線量の推計値を公表した。一般住民で10ミリシーベルト以上は71人（0・7％）で、最高値は23ミリシーベルトの女性だった。

全体の57・8％が、平常時の年間被曝限度である1ミリシーベルト未満。1ミリシーベルト以上10ミリシーベルト未満が4040人（41・4％）。20歳未満では10代男性1人が18・1ミリシーベルトと高い値だった。（日経新聞電子版2012／2／20 13：13）

◎被ばく線量と発がん人数の相関《そうかん》

確かに、たくさん被ばくすれば、がんの発生は増えます。国際放射線防護委員会では、1シーベルト当たり大人で5・5%ががんになると推定しています。がんの発生は一応、放射線の量に比例すると考えるので、0・1シーベルト（100ミリシーベルト）では0・55%になります。

ところで通常、私たちが被ばくしている年間5〜10ミリシーベルト程度の被ばく線量で、現実にがんが増えているかというと、実際のところはよくわかっていません。というのは、あまりにものその数字が小さすぎるため、仮に増加したとしても、他の因子の陰に隠れてしまって検出できないのです。

先ほどの国際放射線防護委員会の数字を採用すると、10ミリシーベルトでは0・055%ががんになることになります。10000人で5人増えるということになります。一方、10000人の日本人のうちがんになる人は5000人ですから、その中の5人の変化を検出することは不可能です。

もちろん、余計な被ばくをするのを避けたほうがいいことは言うまでもありません。

でも、被ばくを恐れてX線検査やCT検査を受けない方が多々見受けますが、必要な医療検査はぜひ受けてください。たとえば、肺炎の疑いがあって胸部のX検査を受けてくださいと医師から言われたときには、躊躇《ちゅうちょ》しないで受けていただくべきです。

医療は、ある治療や検査を受けることで得られる利益と、その治療や検査による不利益のバランスです。限りなく小さなリスクを恐れて、命を落とす必要もないような病気で命を落としてはもともこもありません。

一方、軽い頭の打撲で、特に症状もないのに、CT検査をする必要はありません。医療の現場で困るのは、必要な検査をお願いしてもお断りなる場合と、必要もないのに、どうしても検査をしてほしいと言われる場合です。

問題にならないような被ばくを大々的に取りあげているテレビが、同じ局のバラエティー番組で、タレントさんのCTをとっている番組があります。平気で桁違《けたちが》いの被ばくをさせているのです。あまりのことに見識を疑いたくなります。

～被ばくによる遺伝的影響～

もう1つ、大きな誤解があります。親が放射線を受けると遺伝的障害をもつお子さんが生まれる、そう思っている方が意外に多いことです。

親が被ばくしたあとで妊娠した場合には、理論上や実験動物では子どもに遺伝病の発生頻度が増えることがわかっています。しかし、人では今のところそのようなデータはありません。

広島や長崎の被爆者の子孫の方々にも、遺伝的な病気が多いという報告は確認されていません。人では多少の放射線を受けたからといって、子どもに遺伝的影響が出るというような心配はあまりありません。

妊娠中に被ばくすると、生まれてくる赤ちゃんに影響がでることがあります。この影響が起こる線量は、どんなに少なく見積もっても100ミリシーベルトより大きく、したがって、通常の放射線検査を受けても何ら影響はでません。以前、放射線検査をうけたために妊娠中絶を余儀なくされたというケースが報道されたことがありますが、本来は、その必要がなかったのではないかと思います。

放射線って、いったい何なの？

●X線・ガンマ線

胸のレントゲンを受けたことのない人はいないのではないでしょうか。正式には胸部X線写真と言いますが、レントゲン写真はX線を使用して撮影する写真です。

X線は体を通過することができる魔法の光ですので、医療に広く応用されました。X線写真ばかりでなく、バリウムの検査、CT検査、心臓カテーテル検査やカテーテルを使った治療などすべてX線を使用しています。また、がんの治療に大きな力をはっきりする放射線治療も、ほとんどの場合X線を使用しています。今や、X線のない医療は考えられません。

では、X線とはいったいなんでしょうか。

みなさんは虹をご覧になったことがあると思います。虹は赤、橙《だいだい》、黄色、黄緑、緑、青、紫と7色に分かれて見えます。よく見ると、色と色の間は急に変わっているわけではなく、徐々に移り変わっています。

光は電磁波《でんじは》とよばれる波でできています。光がプリズムを通ると波の長さによって曲がり方が違うため、光が分かれて見えるのです。赤は波の長さが長く、紫は長さが短いのです。

実は、紫の外側や赤の外側にも目には見えない光があります。赤の外側（波の長さが長い）には暖かみを感じる赤外線、紫の外側（波の長さが短い）にはお肌の天敵、紫外線があります。赤外線より波が長くなると電子レンジに使っているマイクロ波、さらに長くなると携帯電話やテレビ、ラジオに使う電波になります。紫外線より波の長さが短いのがX線およびガンマ線と呼ばれる放射線です（図3－8）。

このようにX線は光の一種で、よく知っている紫外線とは兄弟のような関係にあります。

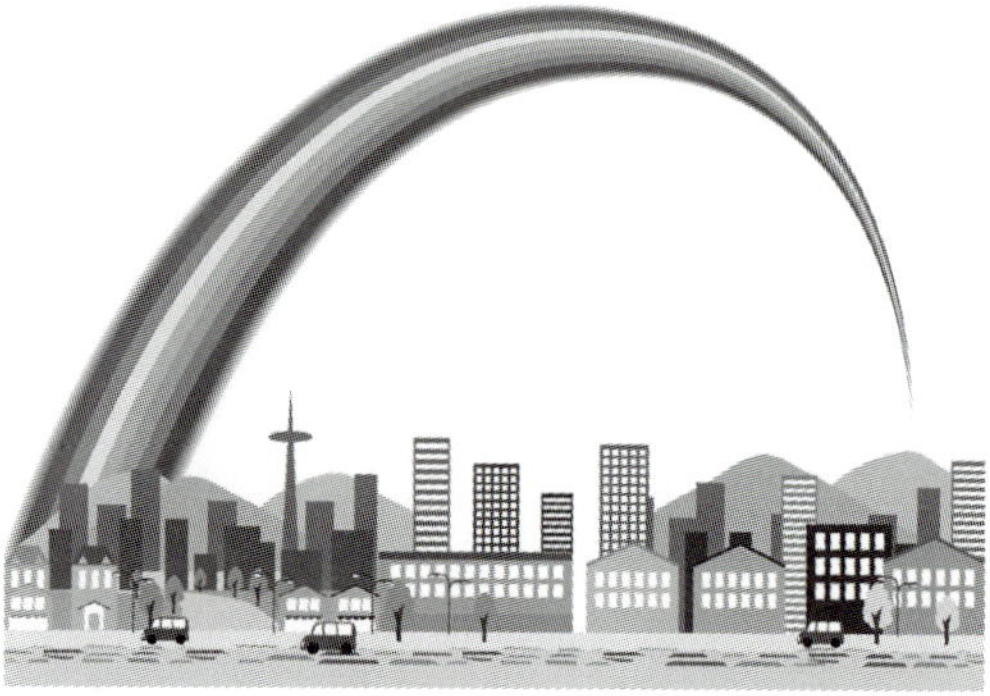

図 3-8

電磁波

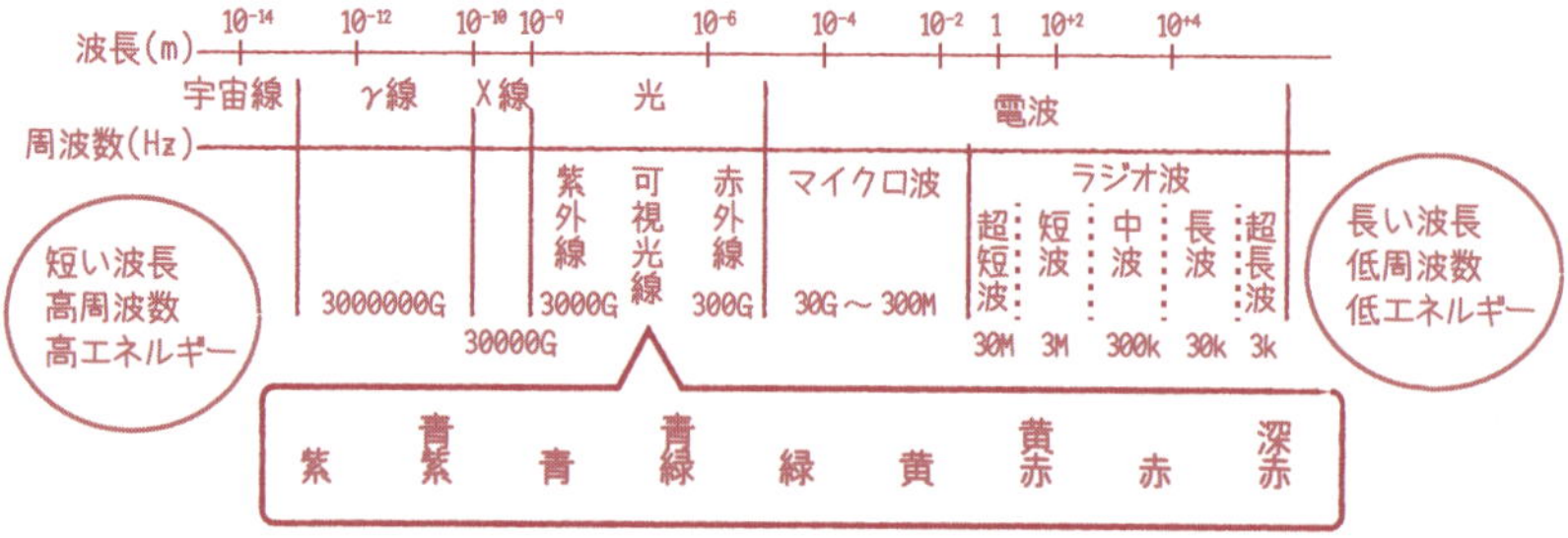
波長(m)
10-14
10-12
10-10
10-9
10-6
10-4
10-2
1
10+2
10+4
宇宙線
γ線
X線
光
電波
周波数(Hz)
紫外線
可視光線
赤外線
マイクロ波
ラジオ波
超短波
短波
中波
長波
超長波
3000000G
30000G
3000G
300G
30G～300M
30M
3M
300k
30k
3k
短い波長
高周波数
高エネルギー
長い波長
低周波数
低エネルギー
紫
青紫
青
青緑
緑
黄
黄赤
赤
深赤

●ベータ線・アルファ線・電子線・陽子線

X線・ガンマ線が放射線の代表ですが、それ以外にも同じような影響を生き物に与えるものがあります。

物質は、原子という小さな粒子からできています。原子は、中心の原子核とその周囲を回っている電子に分けることができます。原子核は、陽子と中性子からできているのですが、この陽子と中性子のバランスが崩れると原子核は崩壊し別の原子核に変わります。この崩壊に際してベータ線やアルファ線が放出されます。

また、とても大きな電気を用いて、物質から電子や陽子を高速で飛ばすことができます。これを電子線や陽子線とよびます。

ベータ線、アルファ線、電子線、陽子線などはX線・ガンマ線と同じような作用があり、これらもまとめて放射線とよびます。

自然界の放射線による被ばく

自然界には、放射線を出すたくさんの物質（放射性同位元素《ほうしゃせいどういげんそ》）が存在しています。

●カリウム

たとえば、私たちの体の中にカリウムが大量に含まれています。最近は患者さんに血液検査の結果をお渡ししますので、データをご覧になった方も多いのではないかと思います。（図3－9）ナトリウム、クロールといっしょにカリウムが書いてあります。正常値が3・5～4・5mEq／L前後でしょうか。これは血液のカリウム値ですが、実は細胞の中は、はるかに高濃度になっています。

カリウムには放射線を出さないものと、その0・01％程度の比率で放射線を出すカリウム40という放射性同位元素があります。カリウム40が半分になる時間は13億年と途方もなく長いため地球ができてからあまり減っていません。人間として生きている以上、このカリウム40による被ばくからは逃れることがで

図 3-9

血液検査の例

No	検査項目	結果	下限値	上限値	単位名
1	白血球数	4.6	3.9	9.7	10^9/L
2	赤血球数	5.23	4.30	5.67	10^12/L
3	ヘモグロビン	15.9	13.4	17.1	g/dL
4	ヘマトクリット	47.3	40.4	51.1	%
5	平均赤血球容積	90.4	84.2	99.0	FL
6	平均赤血球血色素量	30.4	27.2	33.0	pg
7	平均赤血球血色素濃度	33.6	31.8	34.8	g/dL
8	赤血球分布幅	13.8	11.9	14.5	%
9	血小板数	238	153	346	10^9/L
10	平均血小板容積	10.0 L	10.2	13.2	FL
11	血小板クリット	0.240	0.180	0.368	%
12	血小板分布幅	11.3	9.8	16.2	
13	プロトロンビン時間	12.5			秒
14	PT 正常対照	13.2			秒
15	PT（%）	110.0 H	70.0	100.0	%
16	PT（INR）	0.94	0.90	1.10	
17	PT（R）	0.94	0.90	1.10	
18	乳び	0			
19	溶血	1			
20	AST（GOT）	24	5	37	U/L
21	γ-GT				
22	総蛋白				
23	尿素窒素				
24	クレアチニン				
25	推算糸球体濾過率				
26	ナトリウム	141	135	145	mEq/L
27	カリウム	4.1	3.5	5.0	mEq/L
28	クロール	102	96	107	mEq/L

きません。
カリウム40から出るガンマ線は、福島での原子力発電所の事故で有名なセシウム１３７から出るガンマ線と性質がよく似ています。福島県での農産物におけるセシウム１３７の出荷基準は１kg当たり１００ベクレルですが、人はカリウム40を１kg当たり１００ベクレル弱もっています。

●炭素14

空の高いところで窒素原子に宇宙線が当たって炭素14という放射性同位元素ができます。半減期が約６０００年ですが、歴史を通じて空中の炭素14の濃度は一定といわれています。植物が光合成《こうごうせい》をしてこの炭素14を取り込みますので、それを食べている私たちの体にも当然炭素14が取り込まれています。このように私たちの体の成分として放射性同位元素が含まれているため、自分で自分を被ばくさせているということになります。

この炭素14は考古学《こうこがく》でよく使用されます。たとえば、古代遺跡から木片《もくへん》が出土します。この木片内の炭素14と放射線を出さない炭素12の比率を測定すると、その木片が何年前に切った木かがわかります。つまり、その遺跡の年代が特定できるのです。

●ラジウム

ラジウム温泉という温泉の話を聞かれた方も多いと思います。キュリー夫人が発見したラジウム226という放射性同位元素を含んだ温泉のことです。有名な温泉としては秋田の玉川温泉、鳥取の三朝温泉などがあります。インターネットで見たところ全国で40か所以上あるようです。

ラジウム226は半分になる時間が1600年ですが、アルファ線を出してラドン222というガスになります。ラドン222は半分になる時間が4日程度と短く、通常はラジウム226の近くにあります。ラジウム温泉ではこのラドンに被ばくしに行くわけです。

あるラジウム温泉のお役所に公認された効能ですが、神経痛・リウマチ・動脈硬化症・胃腸病・老化現象・便秘・美容・皮膚病・痛風・貧血・尿酸結石・創傷《そうしょう》・手術後の養生《ようじょう》等に効果があります。

ラジウム226は石に含まれているので、アメリカやヨーロッパのように石でできた家の中には高濃度でラドンガスが存在するそうです。日本ではラドンガスの吸入による被ばくは0・43ミリシーベルト程度ですが、アメリカでは2・3ミリシーベルトにものぼるそうです。アメリカではこのラドンガスが、たばこに次ぐ肺がんの原因といわれています。

放射線を数える単位

福島の原発事故以来、シーベルトという単位が盛んに使われています。でも、よくみると、ときどき変な使い方をしているテレビや新聞があります。

放射線を数えるときに使う単位は、主なもので3つあります。ベクレル、グレイ、そしてシーベルトです（表3－2）。

● ベクレル

放射線には、電気を使ってつくるX線や電子線などと、物から出てくるアルファ線、ベータ線、ガンマ線などがあります。電気を使って放射線をつくる場合は、電気を切ってしまえば出てきません。

一方、放射線が物から出てくる場合は、物があれば必ず放射線が出てきます。また物の量が2倍あれば2倍の放射線が出てきます。この放射線を出す物、それを放射線《ほうしゃせん》同位元素《どういげんそ》（ラジオアイソトープ、RI）とよびますが、それがどのくらいあるかを表わす単位がベクレルです。Bqと略します。

たとえば、「ここにストロンチウム90という名前の放射性同位元素が100ベクレルある」というように使います。福島県での農産物におけるセシウム137の出荷基準が1kg当たり100ベクレルです。

●グレイ

放射線が、私たちの体にどのくらい当たって吸収されたかを表わす単位がグレイ（Gy）です。

先に述べたように、放射線にはいろいろ種類がありますが、簡単にいえば、エネルギーがいろいろな形に姿を変えたものです。放射線が私たちの体に当たって吸収されるのはエネルギーですので、体重１kg当たりどれだけのエネルギーが吸収されたかで表わしています。

放射線治療では、患者さんにどれだけの放射線を当てたかを表わすのにこのグレイを用います。たとえば「１回２グレイ、30回60グレイ照射します。」というような具合です。

●シーベルト

細胞が死ぬことによって障害を引き起こすほどの多量な被ばくでなくても、細胞が傷つき、がんが起こることが心配です。これを**発がん**といいます。もう１つ、ひょっとしたら被ばくしたことで、将来生まれてくるお子さんやお孫さんに悪い影響がでるのではないかということも気になります。これを**遺伝的影響**といいます。

ある被ばくが、発がんや遺伝的な影響をどのくらい起こす可能性があるかを推定するため、シーベルト（Sv）という単位がつくられました。

放射線の種類により、がんになりやすさが異なります。同じ1グレイ被ばくしてもX線とアルファ線では、がんのなりやすさには20倍の差があります。X線1グレイは1シーベルトですが、アルファ線1グレイでは20シーベルトになります。これを**等価線量**といいます。

シーベルトにはもう1つの使い方があります。

たとえば、手先だけに1シーベルト被ばくした場合と、全身に1シーベルト被ばくした場合では、将来がんになる可能性が全く違います(図3-10)。なぜなら同じ等価線量の放射線を浴びても、組織や臓器により放射線の吸収量に違いがあるため、がんになりやすさが違うからです。

そこで、等価線量に、それぞれの臓器や組織に設定された係数(組織加重係数。全身の係数を合計すると1になります)をかけた数値を合計したものをシーベルトで表わします。これを**実効線量**といいます。

たとえば、全身に等価線量1シーベルト被ばくした場合、手先も、腕も、内臓もすべて被ばくしますので、実効線量1シーベルトの被ばくとなります。しかし、手先に等価線量1シーベルトを被ばくした場合はどうでしょうか。手先の場合の組織加重係数は約0・01程度ですから、全身の被ばくに換算すると実効線量0・01シーベルトの被ばくに相当するということです。

ある部分が被ばくした線量によって将来起こるがんの危険性と、同じ危険性がある全身への被ばく線量をシーベルトで表わしているのです。

テレビや新聞の記者はこの2つの使い方の違いを理解できていないようで、よく間違えて使っています。注意しないといけません。

図3-10
被ばくの部位によって影響はまるで違う

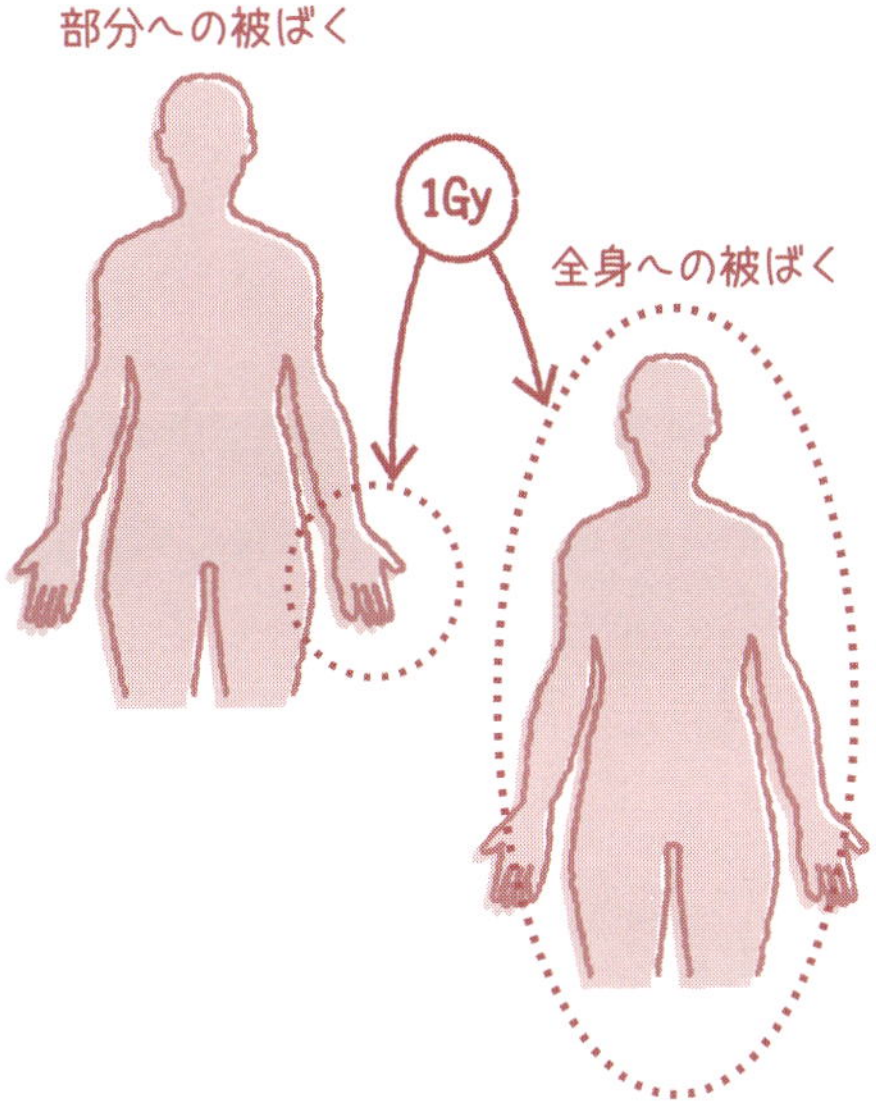

表3-2

主な放射線の量とその単位

放射線の量	単位	内容
放射性同位元素の量	ベクレル Bq	放射性同位元素の原子核が、1 秒間に何個別の原子核になるか、そこにどのくらい放射性同位元素があるかを表わす
吸収線量	グレイ Gy	放射線が当たったことにより、単位重量当たりどれだけのエネルギーを吸収したか、どのくらい放射線が当たったかを表わす
線量当量	シーベルト Sv	微量の放射線が当たった場合に、どの程度がんおよび遺伝的影響があるかを示す。主に放射線の管理に用いる
等価線量	シーベルト Sv	放射線の種類による影響の違いを表わす Gy 数に、放射線の種類により決まった係数を掛ける
実効線量	シーベルト Sv	ある部位の被ばくにより、将来起こるであろうがんの頻度と同じになる、全身に均等に被ばくした場合の線量

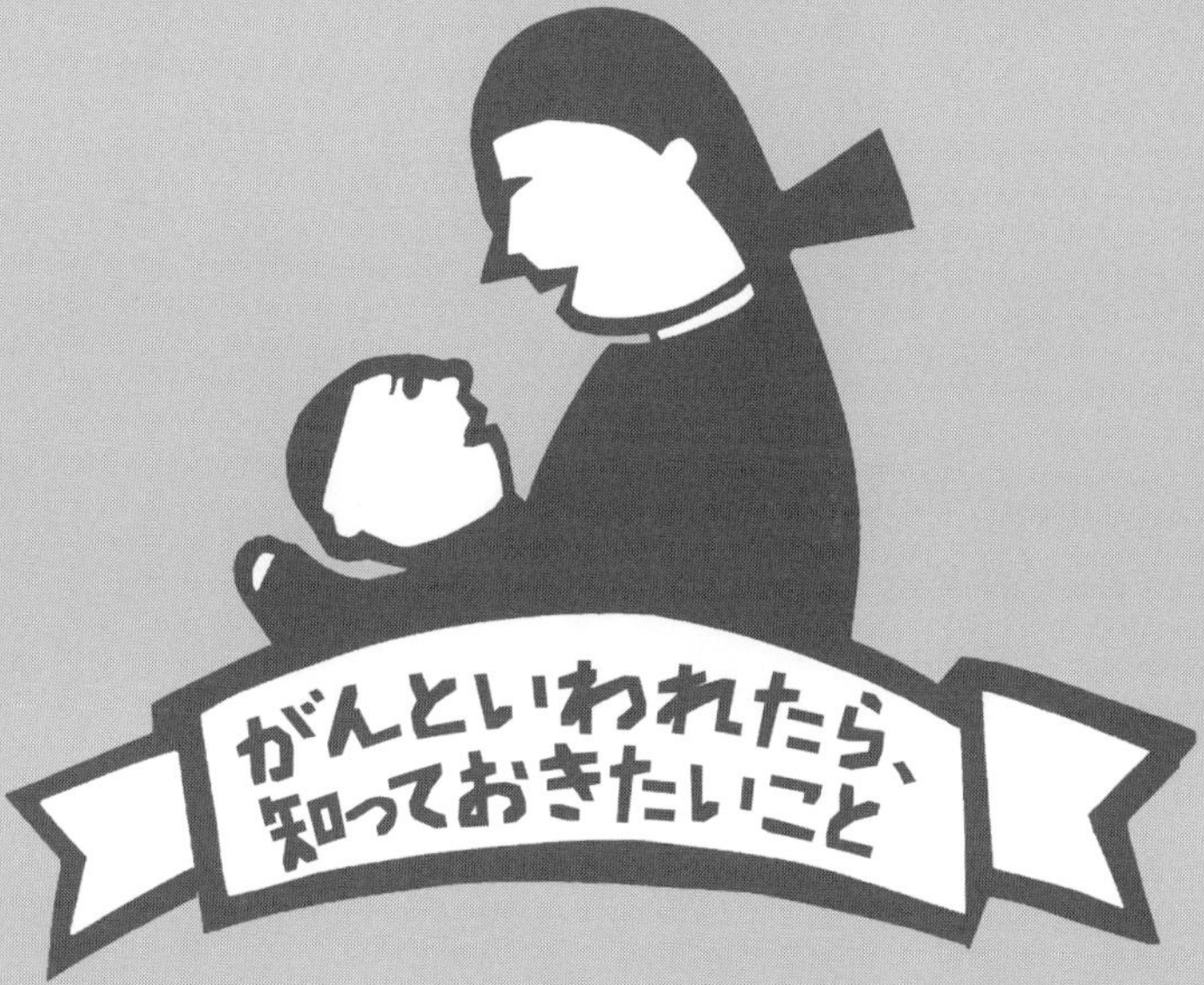
がんといわれたら、
知っておきたいこと

第4章　がんを告げられたら

がんの告知

～35年前～

私が医師になった35年くらい前は、がんの診断は患者さんには告げてはいけないものでした。がんの診断を知らせることは死の宣告のようなもので、患者さんが落ち込んでしまい、自ら死を選ぶ危険性もあるという理由からです。現実に、不用意にがんを告げたことが不幸な結果を引き起こしたという理由で、裁判になったケースもあったように記憶しています。

では、昔は、どのようにしていたのでしょうか。

まず、患者さん本人の知らないところで家族と相談し、病名を告げるかどうかを決めます。家族は絶対に本人には病名を告げないでほしいという場合が圧倒的に多かったと思います。

しかたがないので適当な病名をつけます。胃がんなら「胃ポリープ」とか「前《ぜん》がん状態」とかです。手術なら胃ポリープの切除術と、簡単につじつまを合わせることができます。手術では患者さんは麻酔がかかっている状態ですから、何が起ころうと全くわかりません。

抗がん剤による治療も患者さんには薬剤名はわかりませんから、しばらく点滴治療が必要ですと言えばいいわけです。飲み薬にも記号が打ってあるだけですので、薬剤集を調べなければわかりません。今ならインターネットで記号を入れれば、薬剤名《やくざいめい》、効能《こうのう》、副作用《ふくさよう》を一瞬のうちに調べることができますが、当時は薬剤集を入手することも一般の患者さんには難しかったと思います。

問題なのは放射線治療です。よく言われたのが「電気を当てましょう」です。確かに電気を使ってX線をつくるので、まんざら嘘《うそ》ではありませんが、大の大人に向かって電気を当てるって、こんな人を馬鹿にした話はありません。そんな策《さく》を弄《ろう》しても放射線治療に来られれば、そこには放射線治療室、コバルト治療室、リニアック治療室といった正式名称が記載されていますから、すぐにわかってしまいます。

もっと困るのは、病名を知らされていないと患者さんは、病状が悪くなった場合に医療不信に陥《おちい》ってしまうことです。

「がんでないのにだんだん痩《や》せていくし体調は悪くなっていく、きっとこの病院では私の病気の治し方がわからないのだ」とか「私の病気は絶対にがんなのに、この病院の医者は診断できていない」などと心配され、患者さんと医療者の関係が悪化し、信頼関係が崩壊してしまいます。

当時から、放射線治療では依頼される各科の医師に「少なくとも腫瘍であること、放射線治療が必要であること」は、診療依頼する前に患者さんと十分話し合っておいてほしいとお願いしていました。

あるオーナー社長さんが入院されてきました。抗がん剤と放射線治療を行いましたが徐々に病状が悪化してきました。それまでは、ご自身の病状を知っていらっしゃるのか知らないのかわからない雰囲気で飄々《ひょうひょう》と治療を受けておられました。

あるとき「会社の後継者の問題があるので、自分の病名とどのくらい元気でいられるか教えて欲しい」と、しみじみとおっしゃいました。ご家族には病名の告知は止められていましたが、ご相談したうえで病名とだいたいの見込みを申し上げました。

告知後の方が落ち着かれ、ご自身で会社の始末をつけられてから、後顧《こうこ》の憂《うれ》いをなくして旅立たれました。ご家族にしかられるのではないかと思いましたが、大変感謝されました。

～現在～

いつの間にか、世の中の考えが180度変わりました。**病名や予後については個人情報であり、たとえ家族でも患者さん本人の同意がなければ話してはいけないことになりました。**

検査の結果を聞きに軽い気持ちで病院へ行ったら、若い担当医がコンピュータ画面を見ながら突然、「がんです。どこで治療しますか。どこか紹介しますか」と言ったという話をよく聞きます。医師も、患者さんに病名を告げるときは、もう少しデリカシーをもって欲しいものです。

ただ、患者さんに病名を知ってもらわなくては、今のがん治療は始まりません。死に至る病であるがんの治療です。がんの治療は剣術の極意《ごくい》ではありませんが「皮を切らせて肉を切る、肉を切らせて骨を切る」治療です。ある程度の副作用が起こるのはしかたがありません。その副作用の説明をするのに、患者さんがご自身の病名を知らなくては治療が成立しないのです。

患者さんは医師の説明を十分に聞いて、どの治療法を選ぶかを選択しなくてはなりません。治療には必ず、利益と不利益があるのです。その治療法にはいったい、どのような利益があり、どのような不利益があるのかを理解しておく必要があります。

医療機関の選択

～がん診療連携拠点病院～

がんを告げられたけれど、どこの病院へ行ったらよいのでしょうか？

信頼できる施設がある方は問題ありませんが、**1つの目安として、がん診療《しんりょう》連携《れんけい》拠点《きょてん》病院《びょういん》が全国に指定されています。あるいは、それに準じる施設として都道府県が指定している場合もあります。**このような施設では基準を超える医師や医療スタッフが配置され、施設が充実していますので、そちらへ紹介してもらうのもよいと思います。

あくまでも紹介状をお持ちになることをおすすめします。そうしないと、料金が高くなりますし、二重に検査をされる可能性もあるからです。

万が一、お子さんががんになってしまった場合には、**小児がん拠点病院**あるいは都道府県指定の**小児がん診療病院**を紹介してもらうのがよいでしょう。

～セカンドオピニオン～

がんと告知されて、動揺しているのに冷静に医療機関や治療法を選択などできないと思われる人も多いのではないでしょうか。確かに、なかなか難しい問題です。

1つの方法は、治療法のところでも説明しますが、**セカンドオピニオンを聞きにいくとよいでしょう。**別の専門家に治療法を聞きにいくのです。数万円の費用がかかりますが、30分くらいの時間をとって相談にのってくれるはずです。

そのときに注意してほしいのは、テレビや新聞、雑誌などで有名な人の場合です。

そのような人の中には、実際は治療をやっていない医師もたくさんいます。**セカンドオピニオン先は、主治医に推薦してもらうのも一案です。**

～がんは意外とのんびり屋さん～

がんと診断されたら、1日でも早く治療を受けたいと思われると思います。ところが、医師は意外とのんびりしているように見えることもあります。「命に関わる病気なのだから、すぐに治療してよ！」と思われるのですが、**実は、がんは一刻を争うようなことはめったにありません。**

心臓病や、脳卒中、肺炎のような感染症では、一瞬の治療の遅れが致命的になることもありますが、がんではごく限られた病状のとき以外は、意外に時間があるものです。焦らずに、治療法の選択をしたらよいのです。

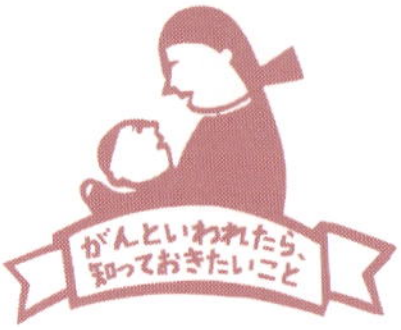

がん治療と仕事の両立

がんと診断されても仕事は続けられるのかしら、と心配される方がほとんどです。**実は、がんで仕事を辞められる方が多く、今、これが大変問題になっています。**政府や研究機関でもなんとか就労《しゅうろう》を続けられるようにしたいと政策を練《ね》っているようです。

がん治療は辛《つら》くて、入院するか自宅での安静が必要ではないのかと思っている方も多いと思います。確かに病状によっては、しばらくの入院や安静が必要な場合もあります。

一方、手術等の短期間の入院後は、外来で治療可能な病状の方もたくさんいらっしゃいます。乳がんの多くの場合や前立腺《ぜんりつせん》がんなどは、外来での治療が主体です。乳がんの温存手術を受けられたあと、外来で3～5週間程度の術後の放射線治療を受ける場合や、前立腺がんの放射線治療などです。

私はゴルフをしたことがないのでよくわからないのですが、前立腺がんの放射線治療中の患者さんが夕方遅い時間帯での治療だったので、ゴルフを2ラウンド回ってきたよとおっしゃっていました。ゴルフをされる別の患者さんにうかがったら、2ラウンドは元気なときでもきついですよとのお話でした。

乳がんの術後照射の患者さんも、夕方の遅い時間帯を希望される方が結構たくさんいらっしゃいます。仕事を終えてから、あるいは少し早退して治療に来られている患者さんたちです。

病状や治療法によっては、仕事を休まずに続けることが可能な場合も多いので、医師と相談してみるのがよいと思います。

がんと告げられると心の不安、仕事の不安、治療費の不安などが次々にわいてきます。医師はこのような問題には疎《うと》いので、あまり役には立ちません。病院には医師ではない専門家がこのような不安についていろいろと相談に乗ってくれる部署を用意しているところも多くあります。たくさんのがん患者さんが治療を受けている施設では、そのような施設があるのではないかと思います。主治医に聞いてみてください。

第5章　がん治療法は、どう選択したらいいのか？

がんの治療法

がんの治療法は、外科的に臓器を切除してしまう**手術**、放射線を当ててがん細胞を死滅させる**放射線治療《ほうしゃせんちりょう》および抗がん剤による治療**が主になります。それ以外にも高周波や光を当てて病気を死滅させる方法や、41〜42度に患部を温める**温熱療法《おんねつりょうほう》**、**免疫《めんえき》療法《りょうほう》**なども行われています。

がんの種類により治療法は異なりますし、がんのステージ（病期：進行度合い）によっても治療法は違ってきます。初期のがんでは手術や放射線治療が主な治療法となりますが、ステージが上がると放射線治療や薬物療法を併せて行うことになります。

それぞれの治療法には特徴がありますので、安全で高い治療効果を得るためには、治療法の特徴を活《い》かして組み合わせる必要があるのです（図5－1）。

図 5-1

がんの主な治療法と特徴

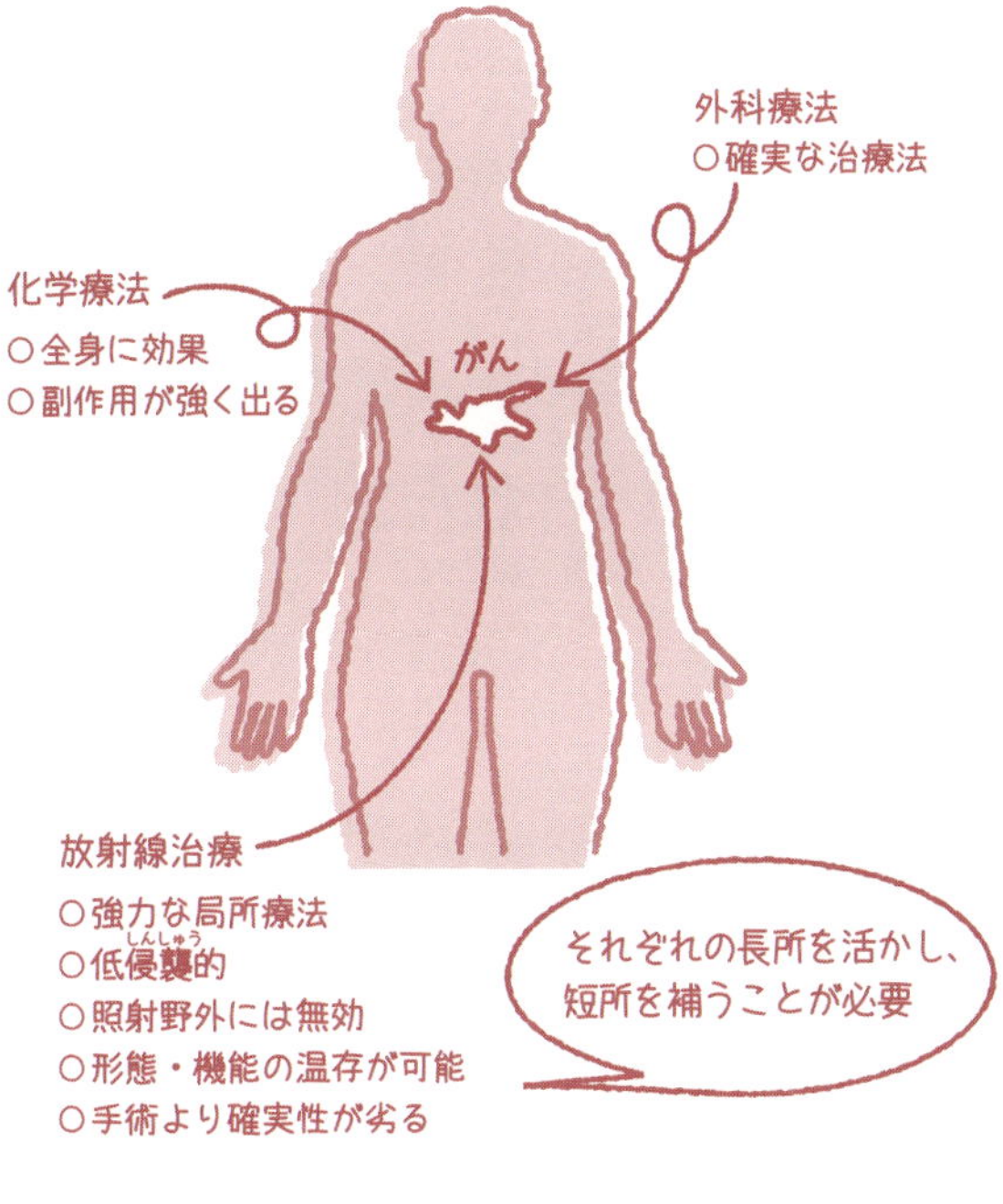
外科療法
○確実な治療法
化学療法
○全身に効果
○副作用が強く出る
がん
放射線治療
○強力な局所療法
○低侵襲《しんしゅう》的
○照射野外には無効
○形態・機能の温存が可能
○手術より確実性が劣る
それぞれの長所を活かし、短所を補うことが必要

以下では、手術、薬物療法、放射線治療について、少し詳しくみていきます。

●病期(ステージ)=I期~IV期

がんを治療するためには、がんがどのくらい進行しているかを把握する必要があります。がんができた臓器に留まっていれば、その臓器を切り取ったり、その部分のみに放射線を照射したりすれば治すことができます。一方、全身に広がった場合は、なかなか治療ができません。

そこで、私たちはがんの進み方を病期《びょうき》とよんで分類しています。病期はがんの発生した場所での大きさ、近くのリンパ節への転移の程度、およびそれより遠くの臓器への転移《てんい》の状況から決定します。発生した場所での大きさをT因子《いんし》、リンパ節転移をN因子《いんし》、遠くへの転移をM因子と言います。

それぞれの臓器によりTNMの程度は異なりますが、比較的早期のものはT1、臓器に留まっていればT2、臓器の外へ出ているとT3、周囲の別の臓器まで侵しているとT4というような具合になります。T1、T2なら手術や放射線治療は比較的容易にできますし、T3、T4と進むにしたがって治療は難しくなります。

リンパ節への転移もないN0から、転移の大きさや数が増えるにしたがって1、2、3と数字が大きくなります。Mは遠くへの転移のないM0と転移のあるM1に分けることが多いです。

病期はこれらを組み合わせて、I期からIV期に分類します。病期はステージともいわれます。I期は治療が容易ですが、IV期になると病気を治癒《ちゆ》させることは原則、困難と考えられます。

手術

手術は、がんを取り除くいちばん確実な治療法です。病気を直接目で見たり、手で触ったりして病気の範囲を明らかにすることができます。最近では内視鏡《ないしきょう》を使って病巣を拡大して見ることもできます。また直接自分の手でメスやはさみをもつのではなく、機械を遠隔操作《えんかくそうさ》して切除《せつじょ》することもできるようになりました。いわゆるロボット手術といわれて脚光を浴びています。大病院に導入されつつありますが、本当によい治療法なのかは結果を待たなくてはなりません。

手術は麻酔をかける必要があり、臓器を手術で取り除くのですから全身に対する影響が強く出ます。臓器がなくなってしまいますので、その臓器の働きがなくなってしまいます。手術から回復するまでに時間もかかります。また、入院治療の必要もあります。

薬物療法

抗がん薬剤を点滴、あるいは口から投与《とうよ》します。

通常の抗がん剤の多くは、遺伝子にダメージを与えて間接にまた直接に細胞を殺します。遺伝子にダメージを与えるので、実は治療後に白血病などの発がん作用がある抗がん剤もたくさんあります。抗がん剤の局所に対する治療効果は放射線に劣りますが、一方、全身に効果がありますので、細胞レベルでの転移には有効に作用します。その裏腹《うらはら》で、副作用も全身に強く出ることがあります。

がんの薬物療法の専門家の学会である臨床腫瘍学会《りんしょうしゅようがっかい》が出している教科書には薬物療法は主に4つの役割のために行われていると書かれています（日本臨床腫瘍学会

編　2015年）。

①進行がんや他の効果的な治療法のないがんに対する治療
②外科的切除や放射線照射などの局所治療後に行う補助療法
③外科的切除や放射線照射のみでは不十分な局所進行がんに対する術前療法
④中枢神経系《ちゅうすうしんけいけい》など特定の臓器に対する局所療法です。

薬物療法のみによって完全治癒が目指せるがんもあることはありますが、種類は限られています。急性骨髄性白血病《きゅうせいこつずいせいはっけつびょう》、急性リンパ性白血病、ホジキンリンパ腫、中高悪性度非ホジキンリンパ腫、胚細胞腫《はいさいぼうしゅ》、絨毛《じゅうもう》がん、胎児性横紋筋肉腫《たいじせいおうもんきんにくしゅ》、ウイルムス腫瘍などです。その他のがんは残念ながら、現在の薬物療法により期待される効果は全く不十分です。

このため、進行したがんに対する薬物療法の目的は、生存期間の延長や症状の緩和、患者さんの状態の向上となります。ここが私たち医療者と一般の方々との認識の大きな違いになります。私たちは一部のがんを除いては、抗がん剤ではがんは治らないと思っています。

効《き》くということと、治るということは全く別の話なのです。医師が「この薬が効きますので治療しましょう」と言うときは、「この薬でがんが治ります」という意味ではなく、「病気の進行を一時的に抑えられるかもしれませんし、うまくいけば小さくなるかもしれません」という意味なのです。ですから、進行したがんに抗がん薬物療法を行う場合は、重い副作用を可能なかぎり避けるべきです。

先ほどの教科書にも「薬物療法の副作用を十分に考慮に入れて、これに見合う利益が得られると判断される場合にのみ実施される」と書かれています。

最近、分子標的薬《ぶんしひょうてきやく》という言葉をお聞きになった方も多いのではないでしょうか。免疫のところにでてきた、ニボルマブという極めて高額な薬もこの分子標的薬です。

普通の抗がん剤はどの細胞にも効果があります。言い換えれば、正常な細胞にも障害をもたらしてしまうということです。一方、分子標的薬は、体の中にある特定のタンパク質にだけ作用します。あるAというタンパクに対する分子標的薬は、Aにしか効きません。すなわち、Aの作用だけを止めてしまう薬です。飲み薬と点滴の薬があります。がん細胞だけがAというタンパクを持っていて他の細胞にはAがなければ、副作用が少なく効果が大きいと考えられています。一方、予想もしなかった特定の正常細胞にそのタンパクがあると、今までになかった重い副作用が起こることもあります。

新しい薬は効果もありますが、高価だという問題点もあります。年間何百万円、何千万円もかかる薬がたくさんあります。もちろん、健康保険がカバーしますので、実際お支払いいただく額は月々10万円以下かと思います。健康保険はお金を無限に持っているわけではありませんので、今のままのこの制度が維持できるか心配です。

放射線療法

私は放射線治療の専門家ですので、少し詳しく説明したいと思います。

放射線療法とは、がん細胞の設計図が書かれているＤＮＡに放射線を大量に当てて、設計図を破ることでがんの治療をする方法です。通常は２グレイ程度を１日１回週５回、合計で20回から30回くらい連続で照射《しょうしゃ》します。１回にかかる時間は15分くらいで、そのうち機械が動くのは１～２分です。

台の上で静かに横になっていれば、機械が勝手に動いて治療が終わります。直接機械が体に触れることもなく、照射中は何も感じません。

～X線照射～

通常は、胸のレントゲン写真を撮るのと同じX線を使用します。図5-2は放射線治療をするリニアックという装置です。上が通常型のリニアックで、下が高精度放射線治療専用の装置です。

放射線治療の最大の特徴は、がんができた臓器やその周辺の臓器の形や動きを保ったままでがんの治療ができることです。もちろん体への負担も小さいです。図5-3は、のどの声帯にできたがんの治療例です。治療前では左声帯に出来物（がん）があるのがわかると思います。30回の治療後は完全に消えています。1か月もすれば声も元通りになります。

X線は紫外線の仲間ですから、照射により体に起こる現象は紫外線とよく似ています。紫外線が皮膚に当たると日焼けします。5分くらい日に当たっても何も起きませんが、時間が長くなると肌の色が赤くなり、やがて黒くなります。ひどいときには水

図 5-2

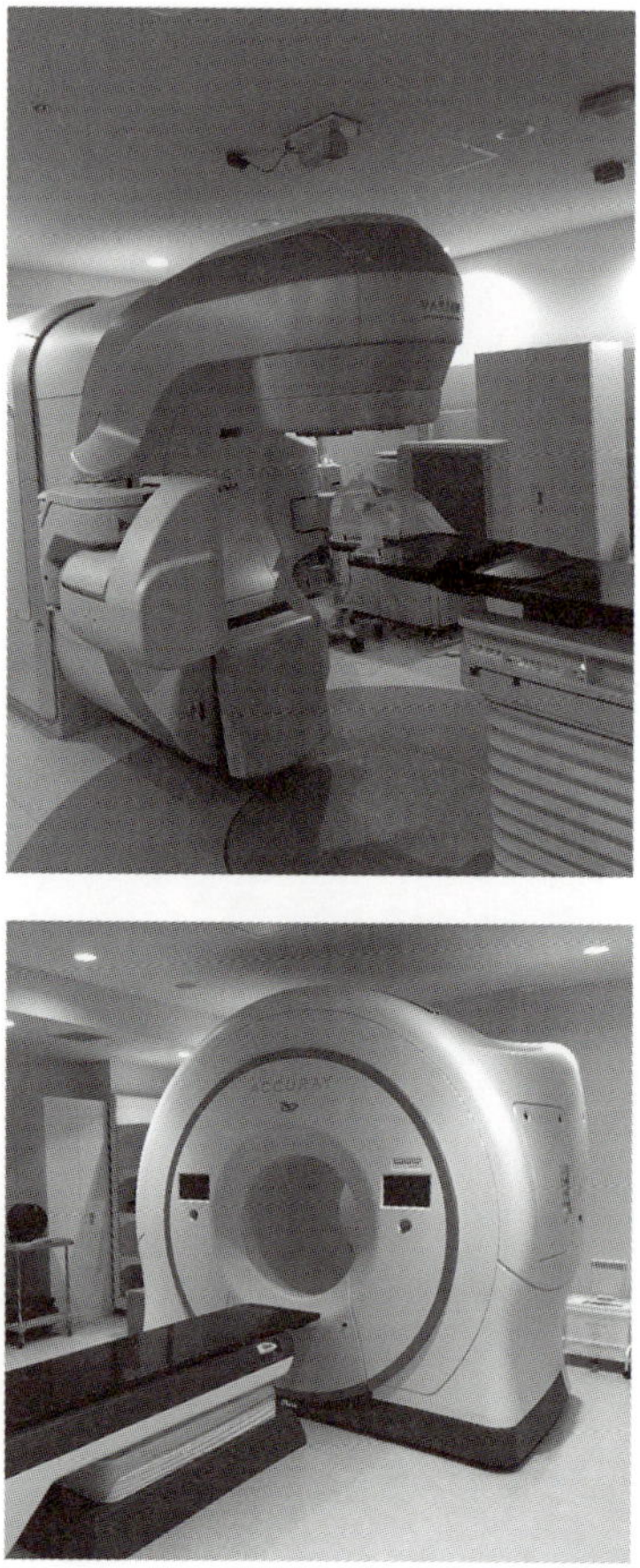

図 5-3

喉頭がんの放射線治療例

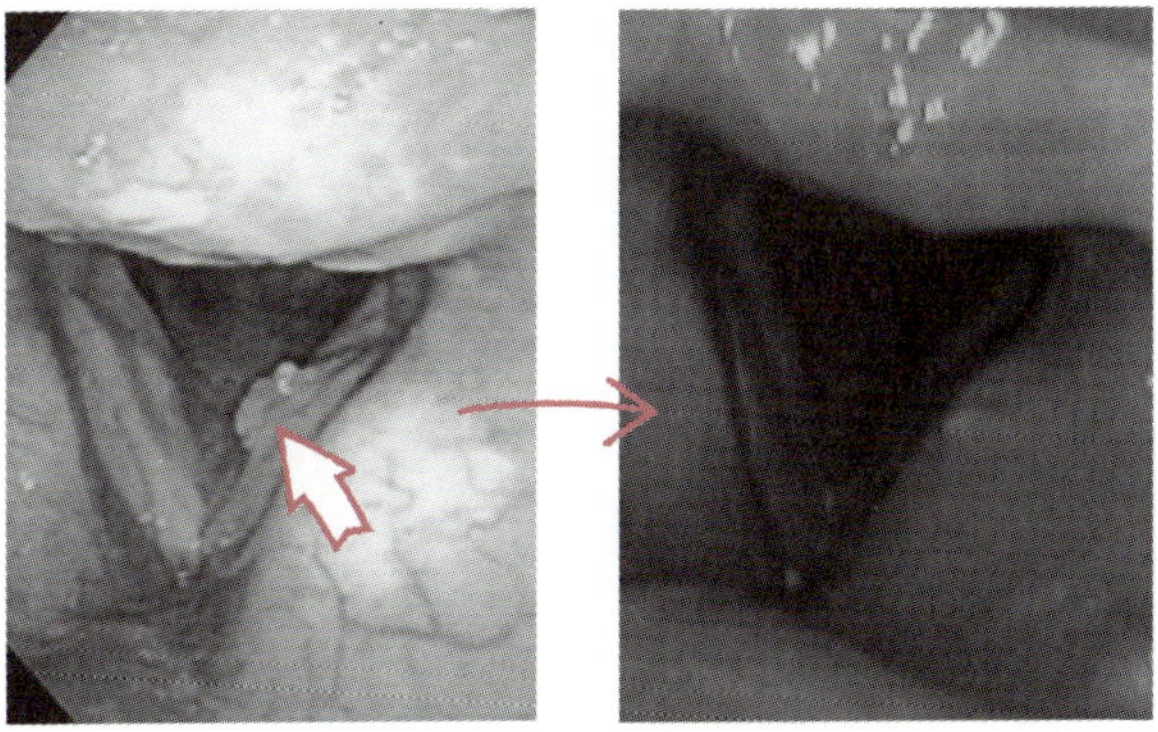

放射線治療前　放射線治療後

ぶくれができたり、皮がむけたりします。X線による現象もこれによく似ています。

紫外線による炎症は皮膚だけですが、X線は体を通過するので通過した臓器にも日焼けに似た症状が起きます。照射回数が多くなればなるほど症状が強く出てきますが、この症状は日焼けと同様、治療後時間がたつと治ります。

ただ、時間がたってから出てくる副作用もあります。ちょうど、日焼けのあとにできるシミみたいなものです。シミができるとなかなか治りませんが、放射線治療後時間がたってから起こる副作用もなかなか治りません。この副作用は放射線量が多いと起こります。ですから私たちは通常、この副作用を起こさないように放射線量を調整しながら治療をしています。

以前の放射線治療は、のどや舌のがんなど周囲に大事な臓器がない部分のがんは治せたのですが、お腹の中などの治療はなかなか難しいものでした。それは、がんの近くに大事な臓器があるため、その臓器にも放射線が当たることを恐れて必要量の放射線を患部に照射することができなかったからです。

最近は、コンピュータ技術や精密機械技術が進歩したことにより、ピンポイントでがんのみに放射線を照射することができるようになりました。このことにより、画期的に治療成績が向上しています。

～粒子線治療など、新しい治療法～

粒子線治療《りゅうしせんちりょう》などが新しい治療方法として行われています。粒子線治療とは、陽子線《ようしせん》治療《ちりょう》、重粒子線治療《じゅうりゅうしせんちりょう》（炭素線治療《たんそせんちりょう》）、ホウ素中性子補足療法などをまとめた言い方です。装置は通常の治療装置の5倍から20倍くらいの値段がかかります。がんのみに照射でき、また重粒子線治療とホウ素中性子補足療法は、がん細胞の破壊効果も高いため期待されています。

小児がんでは陽子線治療で、また通常のX線では治らない特殊ながんでは重粒子線治療で、健康保険が使えるようになりましたが、それ以外のがんは実費がかかります。だいたい300万円くらいです。今後治療結果を分析し、本当にその費用をかけて粒子線治療をする意義があるかを検討していく予定になっています。

外から放射線を照射するばかりでなく、放射線がでる物質を体の中に埋め込むことで患部に集中して放射線を照射する密封小線源治療《みっぷうしょうせんげんちりょう》や、患部《かんぶ》に集まる物質に放射線がでるもの（放射性同位元素《ほうしゃせいどういげんそ》）をくっつけて注射や飲み込んでもらう治療なども進歩しています。これらの治療を駆使《くし》することで、がんを切らずに治すことが可能になってきています。

～緩和ケアとしての放射線治療～

放射線治療は、病期が進んでしまった患者さんの、がんの症状を緩和《かんわ》するのにとても有効です。このような治療の場合、副作用の少ない短期間の治療（1回から10回程度）が行われています。

放射線治療は決して怖い治療ではありません。副作用も他の治療法に比べると、非常に軽いものです。症状も簡単にとることができます。ぜひ、有力ながんの根治的治

療である放射線治療を、選択肢の1つとして頭の隅においていていただけるとよいと思います。

ワクチン・免疫療法

長年、放射線治療を中心にしたがんの治療に携わってきました。この間、私たちが行う放射線治療、抗がん剤治療、および手術を中心とする外科的治療以外に、いろいろな治療を試みられる患者さんに出会ってきました。

がんは残念ながら標準的な治療を行っても、すべてを治すことはできません。だんだん悪くなる患者さんもたくさんおられます。そんな現実を目の当たりにすると、病院の医療に不信を抱かれるのもごもっともです。ご自身の病状が日に日に悪くなっていくのがわかるわけですから、わらをも掴《つか》みたい心境になるのはもっともなことだと思います。

～ワクチン～

最近はあまり見かけませんが、以前はMワクチンやHワクチンといった免疫をうたった治療を、私たちの治療と並行して受けられる患者さんも多くおられました。どちらも、症状の緩和や生存期間の延長は科学的には認められていないと思います。しかし、このような治療は患者さんには害がないので、「それでお気持ちが済むのなら」と紹介していました。

～免疫療法～

最近、免疫療法《めんえきりょうほう》に関する書籍が目につきます。

細胞が免疫から逃れるシステムを動かすタンパク質を攻撃する薬剤が開発されたり、免疫を司《つかさど》る細胞を増やす技術が進歩したりして、新たに免疫療法が脚光《きゃっこう》を浴びています。

ちまたには免疫療法を売りにする診療所もたくさんありますが、玉石混交《ぎょくせきこんこう》だと思います。きっちりと研究機関と協力して免疫関連の細胞が増えていることを確認している施設もあれば、そうでない施設もあります。誰もが納得する臨床試験は行われていませんので、有効であるエビデンスがありません。

もし、治療を希望するのであれば、きちんと情報の確認をすることが必要だと思います。

また、保険診療になっていないので、**100万円単位の費用が必要なため患者さんに大きな負担になってしまいます。**

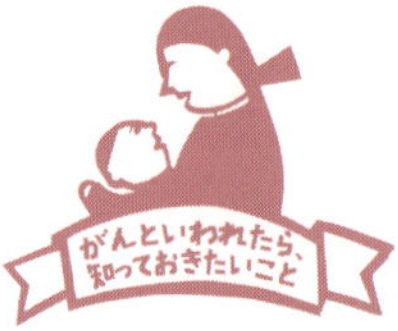

緩和治療・何も治療しない選択

～緩和《かんわ》治療～

がんはなぜ怖いのでしょうか。もちろん死に至る病だから、と考える方がほとんどでしょう。それ以外に、がんに伴う痛みや苦しみを怖いと考える方もたくさんおられます。

がんは健康な臓器を冒したり、骨や神経を痛めたりします。息が苦しくなることもあります。水がたまることによりお腹が張ることもあります。また、死や残される人たちのことを思って、心が苦しくなることもあります。このような症状は、がんが小さい間はあまりありませんが、だんだん大きくなったり転移を起こしたりすると強くなってきます。

緩和治療《かんわちりょう》とは、このようながんによる痛みや、苦しみ、不安などを、麻薬やそれ以外の薬、カウンセリングなどを用いてとり去る治療です。

以前は、がんを治す治療ができなくなったら行うのが緩和治療とされていましたが、これは、あまり現実を見ない考え方だったと思います。患者さんは、がんがわかったときから肉体的な痛みがあることもあります。治療により痛みや苦しみが出ることもあります。また、がんと聞いたときから強い不安に陥《おちい》るのは当たり前のことです。

現在では、がんとわかったときから、症状をとるために緩和治療を開始します。がんを治す治療と同時に行っています。

私ががんの治療に携わった当初は、緩和治療も私たちが行っていましたが、今は緩和医療専門の医師や看護師、臨床心理士《りんしょうしんりし》、薬剤師などでつくるチームが相談にのってくれます。以前より速やかで適切な緩和治療が可能になっています。

～何も治療しない選択～

さて、がんと聞くとなんとか治さなくてはと、患者さん自身も、私たち医療関係者も思いがちです。しかし、がんの種類や進み方、患者さんの年齢、体力などいろいろな条件を考慮すると、むしろ治療しない方がよい場合もたくさんあります。

たとえば前立腺がんでは、早期でがんの顔つき（顕微鏡でのぞいた病理像）が悪くない場合、低リスクといいますが、高齢で残された寿命が10年以上はないと判断されれば、治療しないほうがよいといわれています。

また、病状が進んだ状態でがんが発見された場合、治療しても治る可能性は高くありません。患者さんの体力も落ちていますので、無理に治療するとかえって寿命を縮めたり、生活の質を落としてしまったりすることもあります。このような場合は積極的な治療をせず、痛みなどの症状をとる治療のみを行う方が、むしろよいことも多いのです。

がんと闘わないほうが、むしろよいこともあるのです。

治療法の選択とセカンドオピニオン

～治療法も病院により様々～

がんの治療法はいろいろあります。がんの治療法の選択の指標《しひょう》として、それぞれの学会が治療ガイドラインを出版しています。通常はこのガイドラインに沿って治療することになります。しかし、同じ病気なのにガイドラインを出している学会によって内容が異なることもありました。最近は、それぞれの学会で話合いをして、そのような差異が少なくはなっています。米国のNational Comprehensive Cancer Network（NCCN）のガイドラインを参考することもしばしばです。日本語訳もインターネットで公にされています。それ以外にもヨーロッパのガイドラインなどをもとに診療を行います。

このようにガイドラインはありますが、医師により治療法が異なることもよくあります。表5-1は読売新聞に載った記事から抜粋したものです。A病院とB病院を比べてみましょう。

手術件数はA病院・472例、B病院・339例でA病院はB病院の1.5倍ですが、私の専門の肺定位照射《はいていいしょうしゃ》件数になるとA病院・88例、B病院・10例と9倍近い開きがあります。この治療法は肺の小さながんにピンポイントで放射線を照射する方法で高い治癒率が知られています。

もちろん来院される患者さんの病期の違いもあるのでしょうが、B病院ではどうやら放射線治療という選択肢をあまりすすめていないのではないかと思われます。

F病院では手術が159例ですが、肺定位照射はA病院と同じ88例行われています。F病院では定位照射を積極的にすすめているのかもしれません。同じ病気でも治療法はいろいろあり、それぞれ利点欠点がありますので、それぞれ

表5-1

主な医療機関の肺がんの治療実績(2015年)

病院名	手術患者数	区域切除数	定位放射線照射	薬物療法単独
A	472	82	88	230
B	339	56	10	116
C	302	33	14	187
D	234	63	0	5
E	230	17	44	160
F	159	11	88	101
G	155	4	27	39

読売新聞2016年8月7日の記事から改変

専門家の話を聞いてみるという態度も必要です。

～セカンドオピニオンのすすめ～

国はセカンドオピニオンをすすめています。私は15年ほど前にマンションを買いました。私は「えいやー」と決めちゃいたかったのですが、妻は毎週あちこちのマンションを見て歩き、最終的に今の物件に決めた思い出があります。結果的にはそのほうがよかったと思っています。

ましてやがんの治療は命がかかっています。たとえば手術をすすめられたときに、手術の方法や別の治療方法がないのかを、他の病院の専門家に相談するのは当たり前ではないでしょうか。**これがセカンドオピニオンです。**セカンドオピニオンには数万円の実費がかかりますが、そのお金で専門家の時間を買うと考えると気持ちが楽になるのではないかと思います。

テレビなどで有名な医師が、必ずしもよいセカンドオピニオンをくれるとは限りません。前にも書いたのですが、**いちばんよいのは、今の主治医にセカンドオピニオン先のアドバイスをもらうことです。もしセカンドオピニオンへの紹介状作成にいやな顔をするような医師なら、そこで治療を受けるのは止めたほうがよいと思います。**

もう1つは、「後医は名医」という言葉があります。後からの医師の方が、名医に見えるということです。すなわち、セカンドオピニオンを聞きに行った先の医師がよいように見えてしまいがちになります。

セカンドオピニオンの依頼を受けた医師は、よほどのことがない限り自分の病院へ転院しろとは言わないものです。理由もなく転院をすすめる場合には要注意です。

がん治療にともなう利益と不利益

～利益と不利益のバランス～

医療だけでなく何事もある行為をするときには、それにより手にすることができる利益と不利益のバランスを考えます（図5-4）。

たとえば、ここに気に入ったトップスがショップにあるとします。ほしいと思ったときに、みなさんはどのように考えますか。2万円なら買うのを止めるかもしれません。1万円でも我慢《がまん》するかもしれません。8千円なら思い切って購入するかもしれません。そのとき、みなさんはトップスを手に入れるという利益と、お金を払うという

図 5-4
治療にともなう利益と不利益のバランス

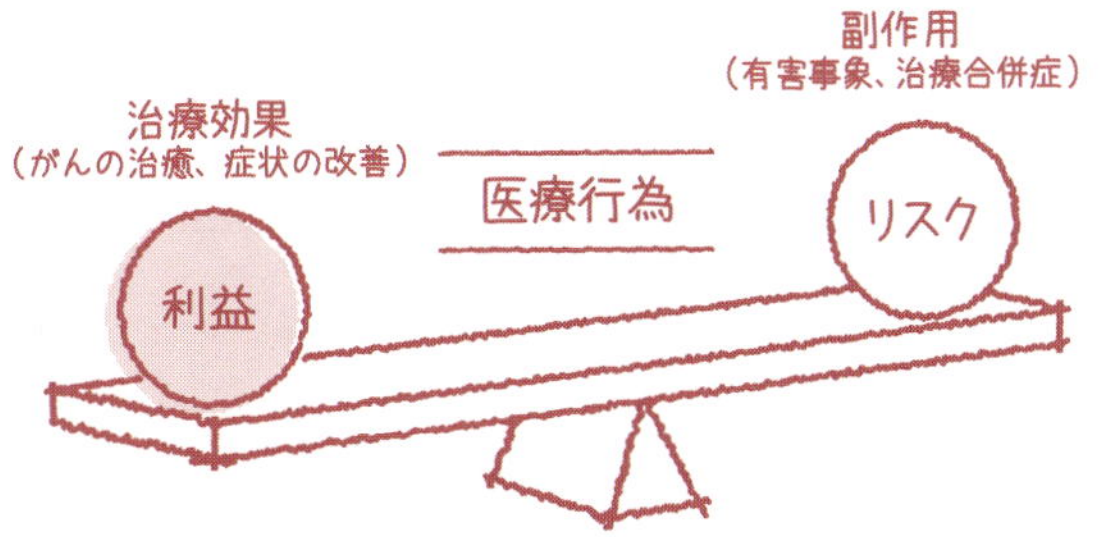

代償のバランスを考えていらっしゃるはずです。

医療も同様です。仮に、とても重大な病気があり、何もしなければすぐに命に関わる場合を考えてみましょう。たとえば手術をすると重い、時には命がなくなるような有害事象(副作用)が起こるけれど90%命が助かるとすれば、多くの人は手術を選ばれると思います。しかし、治る可能性が50%ではどうでしょうか。10%では、5%では、1%ではどうでしょうか。こうなると考えものです。

また、効果が大きいと言われている抗がん剤があるとして、健康保険がきかず大変大きな費用がかかるとしたらどうでしょうか。家庭の経済を破壊してまでその薬を使うのでしょうか。副作用が大きい場合はどうでしょう。

医療行為は、このように利益と不利益のバランスの中で行われています。もちろん、私たち医師は様々な情報を患者さんに伝えバランスをとりながら医療行為を行っています。しかし最終的な選択は、患者さん自身が行わなければなりません。

第6章

がん治療における新説、珍説

インターネット書店の検索で「がん」を入れると、たくさんの本がヒットします。多くの本はどちらかというと、医師が行うがんの治療や検診は不要であるという趣旨です。

何冊かを読んでみましたが、がん治療を長年やってきた医師が、著者で内容も賛同できるものもありました。一方、がん治療に携わったことがない人が、センセーショナルに書いているものもありました。玉石混交で読者のみなさんは困るのではないかなと思いました。

そんな中で、**がんもどき説、がん検診不要論、民間療法**について書きたいと思います。

第6章

がん治療における　新説、珍説

がんもどき説

～がんもどきとは～

がんもどき説は、私の専門である放射線治療の先達《せんだつ》である近藤誠氏が唱《とな》えておられる考えです。近藤氏は乳がんの乳房温存療法《にゅうぼうおんぞんりょうほう》を日本で最初に始めた医師の1人で、私も学会で氏の講演を聞いていろいろ勉強をさせていただきました。

がんは私たちの体の中で無秩序《むちつじょ》に増え、さらにあちこちへ転移して臓器の機能を破壊し、最終的に命を奪う病《やまい》です。がんもどき説とは、仮に学問的にはがんであっても、それが私たちの寿命が尽きるまでに転移して命を奪うことがなければ、これはがんもどきであり、がんとは言えない。がんはできたときから転移が起こっているので、がんのできた臓器を治療しても意味がない。無理な治療は体を痛めつけるので、むしろ命を縮めてしまうからよくないという考えです。

患者さんの病変《びょうへん》が、がんかどうかを最終的には決めるのは病理学《びょうりがく》を専門にする医師です。病理医といいます。病理医は、患者さんから採取した標本《ひょうほん》をいろいろな方法で染色《せんしょく》して、顕微鏡を中心に用いて病気を調べています。ですから、その病変が、本当に患者さんの命を奪うようなものかどうかとは、無関係に判断します。もちろん病理医も、患者さんの病状や病変の大きさも参考にはしますが、基本的には顕微鏡の世界です。

近藤氏の「がんもどき」は、病理的にはがんであっても転移をせずに人の命を奪わないもの、「がん」は転移して人の命を奪うもの、ということになります。その、両者の鑑別《かんべつ》は、現在の病理学ではできないというものです。

長い間、がんの治療に携わってきて、がんの治り方が運命づけられているような経験もしますので、氏の理論が一理あると感じることもあります。ただ、この理論が正しいと証明するのは大変難しいと思います。

私のかつての同僚の新潟大学石川浩志博士は肺がんの診断の研究を一所懸命にしています。彼の研究ではCTの性能がよくなったため5㎜以下の小さな病変がたくさん見つかるそうです。肺がんの手術予定がある10人の患者さんの摘出予定の肺から、CT検査で139個の病変が見つかり、病理検査ではそのうち5個ががんだったそうです。これらのがん（近藤氏のいう「がんもどき」）は治療されず放置されていたわけで、おそらく治療もすぐに必要のないものだったのではないかと思います。

〜治療するか、しないか〜

最近は、**無作為化比較対照試験**《むさくいかひかくたいしょうしけん》という、患者さんに2つ以上の別の治療をくじ引きで行って結果を比較する研究がたくさん行われています。たとえばＪＣＯＧ９９０７は、食道がんに手術前に抗がん剤による治療をするか、手術後にするかによりその結果を比較したものです。

リンパ節《せつ》に転移のなかった症例と転移のあった症例どちらも、手術前に抗がん剤を用いたほうが治る率が10％ほど高いという結果でした。リンパ節に転移のなかった人たちでは５年生存率が49・４％対54・５％、リンパ節に転移のあった人たちでは39・５％対55・３％でした。

このことから、「がんもどき」ではないリンパ節転移のある「がん」でも約40－50％は治っていること、また、抗がん剤を手術の前に使うか、後に使うかで治り方が違うことが明らかになっています。

この研究の結果、食道がんでは抗がん剤を手術前に使用することが標準となっています。

私は小心なので、残念ながらがんと診断されたら、やはり治療を受けると思います。

がん検診不要論

がん検診が国の方針として推奨《すいしょう》されています。一方で、受診者数が増加しない、むしろ低下していることも指摘されています。研究者やメディアの中にも懐疑的《かいぎてき》な意見の人も多いのも事実です。

ここでは、がん検診について考えてみたいと思います。かく言う私も、検診が本当に必要なものかどうかはわかりません。

～がん検診の本当の目的～

私は以前、ある地方のがん検診の元締めをしていたことがあります。当時、私はがん検診の効果に疑問をもっていたのですが、役職指定のポジションでしたからしかたなく引き受けたしだいです。がん健診に携わっておられる方々とお付き合いをするようになって、みなさん一所懸命に努力されていることがわかりました。

がん検診は、がんを見つけることではなく、検診の対象となる人たち（集団）のがんによる死亡率を低下させることが目的です。

たくさんのがんを発見しても、集団としてがんの死亡が減らなければ意味がありません。つまり、治療効果のないがんや治療する必要のないがんをたくさん見つけても、死亡率低下の効果はありません。

これまでの研究によって、**「胃がん、肺がん、乳がん、子宮頸がん、大腸がんの5つのがんは、それぞれ特定の方法で行う検診を受けることで早期に発見できる」とされています。早期に発見できれば、早期に治療できるので、当然、がんは治りやすい**

のです。

と考えられます。死亡率低下にも効果があると考えられます。

図6－1は、がんの進行度と10年生存率をがんの統計のデータをもとにまとめたものです。

すべてのがんをみても、胃がんをみても、Ⅰ期からⅡ期、Ⅲ期、Ⅳ期と進行するにつれ生存率が下がることがわかります。症状を感じて受診したときには、すでに相当進行している可能性もあり、臓器によっては治すことができないことが多くなります。

つまり死亡率を下げることが使命のがん検診にとって、早期で、治療効果の高いがんを発見することが重要なのです。

図 6-1

疾患別 10 年生存率

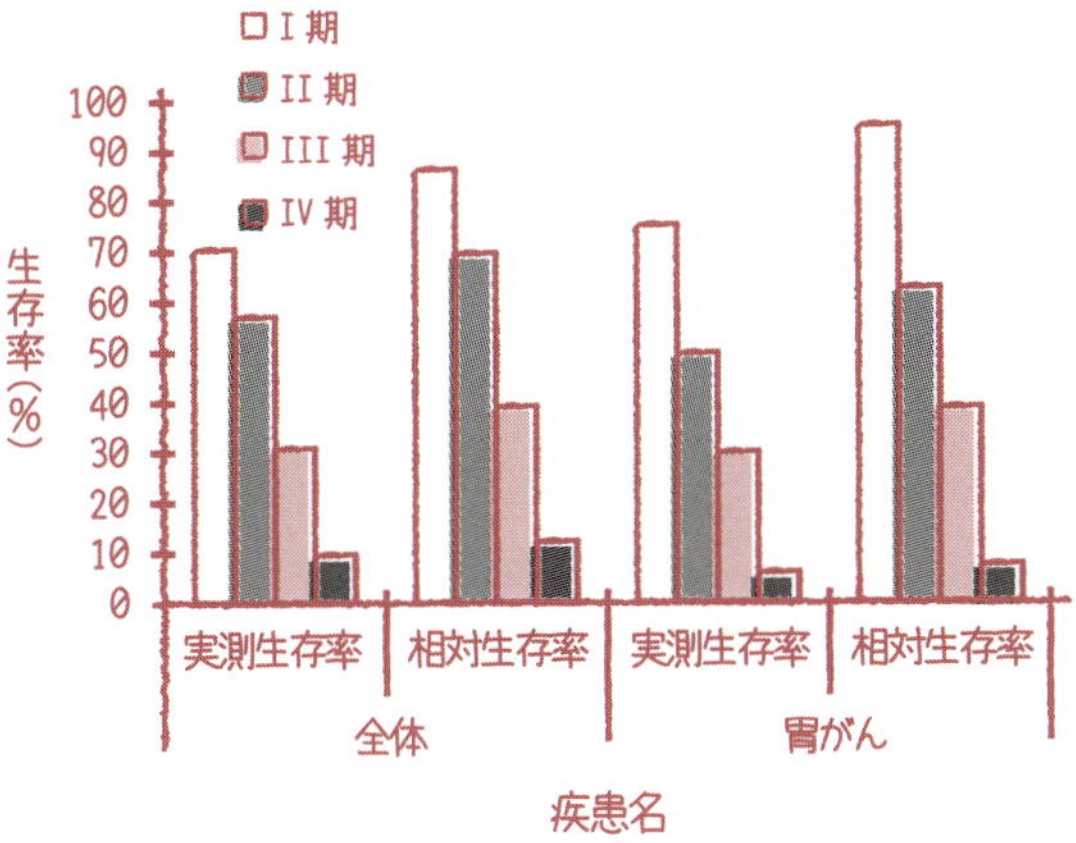

がんの統計'15 のデータから作図

～検診によるがんの発見率～

検診は健康な人たちを対象としますので、実は、がんの発見率は決して高くはありません。

検診では少しでも変だと思うものを引っかける傾向があります。私自身も若い頃には、胃がん検診のお手伝いをしたことがあります。一般検診ではなく、病院に希望されてきた方を対象に胃透視をしていたのですが、どうしても厳しくとってしまう傾向がありました。

したがって**要精密検査**とされた場合でも、真にがんと診断される頻度は低く、胃がん検診では1・24%、最も可能性のある乳がん検診でも3・73%です（厚生労働省 地域保健・健康増進事業報告の概要）。

要精査との判定がくると、みなさんは大変心配されることでしょう。でも、がんではないことの方が圧倒的に多いのです。

～がん検診にも不利益がある～

また、本来、不必要な精密検査を受けることで、まれに思いもしなかった不利益が起こることもあります。たとえば内視鏡検査で消化管《しょうかかん》が破けてしまうとか、造影剤《ぞうえいざい》を使ったCTなどで造影剤の副作用によって命がなくなるなどです。年齢が若ければ、X線を使用した検査では被ばくも無視できないでしょう。

ある年、私の右肺に説明できない影があるのでと要精査の判定がきました。たぶん、問題ないだろうと思いましたが、CTをとるまでは心配しました。結果はなにもなかったのですが、心配したことと、被ばくしたことの2つの不利益がありました。

前立腺がんや甲状腺がんの一部のように、一生涯放っておいても命に関係しないがんもあります。また、「がんもどき」もありますので、発見したすべてのがんの治療が必要なわけでもないのです。

でも、もしがんがあると言われたら、みなさんはどうされますか？　普通はがんがあると言われれば、治療を受けるのではないでしょうか。

前立腺がんでは、血液検査で前立腺特異抗原《ぜんりつせんとくいこうげん》（PSA）とよばれる腫瘍マーカーで簡単に検査することができます。この検査により、症状がないにもかかわらず前立腺がんが発見される方がたくさんいらっしゃいます。

私のところに放射線治療を希望されて来られるのですが、80歳前後の患者さんも多くいらっしゃいます。治療は不必要で、様子をみましょうと説明するのですが、治療を受けることを希望される方がほとんどです。これは人情です。治療しなくても多くの患者さんでは症状が一生出ないので、治療することは副作用のみしかつくらないことになります。

見つけないでよいものまで見つけてしまうと、不必要な治療を受けることになります。不安にもなります。これも、検診の問題点でしょう。

また、がん検診は症状がない人たちを対象に、がんがあるかどうかを調べる検査で、多くの人を対象にしますので、比較的簡単で安全な検査をします。胃がんならバリウム検査、肺がんなら胸部単純X線写真（レントゲン検査）と痰《たん》の検査などです。

がん検診は、通常の病院の検査ほど高精度ではありませんので、がんが見落とされることもあります。検診で「異常なし」だったので症状があるにもかかわらず病院に行かず、とても進んだ状態になって、初めて受診される方にお目にかかることもあります。

がんが見つけにくい場所や形をしている場合には発見できないことがあります。1回の検診でがんと診断できなくても、定期的に検査を受ければがんを発見できる確率は上がります。

がん検診は単発の受診ではなく、適切な間隔で受け続けることが必要です。

～何がんの検診を受けるか～

では、どのような検診を受けたらいいのでしょうか？

私たちががんの治療法が有効かどうかを決めるためには、標準法Aと新しい方法Bを**無作為化比較対照試験**（Randomized Controlled Trial：RCT）で比較します。具体的には、条件を満たす患者さんをくじ引きで2つの集団に分け、それぞれA法とB法の治療法を受けていただきます。最終的に生存率を比較して、B法の治療法がA法よりよければ

B法が新しい標準治療になります。この試験がいちばん信頼性のある試験です。検診の有効性もこの無作為化比較対照試験を行わなければ、有効かどうかわかりません。

しかし、日本では自分の意思で検査を受ける・受けないを決めていることが多いため、無作為化比較対照試験がなかなか実行できないのが現状です。私が知る限り日本の検診では、この試験が行われたことがないと思います。

表6-1にあげた検診を毎年受けていただくのがよいと、日本の専門家が報告しています（科学的根拠に基づくがん検診推進のページ）。アメリカのUS Preventive Services Task Forceが出している推奨される検診を同時に示します。興味深いことに、日本では毎年の検診が基本ですが、アメリカでは検便以外は毎年ではないことです。また、検診の対象も日本に比べると絞られています。

たとえば、アメリカの肺がんの検診は低線量CTを用いて、肺がんのリスクの高い喫煙量の多い喫煙者を対象としています。一方、日本では全員が対象でしかもX線写真です。正直いって、胸部単純X線写真では大きな病変しか発見できないのです。しかもアメリカでは比較試験の結果をベースにしていますので、日本のものより科学的な根拠がしっかりしています。

表6-1

日本とアメリカで推奨されているがん検診

日本

がんの種類	対象者	方法	推奨度
乳房	40～74歳　女性	MMG*	B
	40～64歳　女性	MMGと視触診の併用法	B
子宮頸部	20歳以上　女性	細胞診（従来法）	B
		細胞診（液状検体法）	B
大腸	40歳以上　男女	便潜血検査	A
肺	40歳以上　男女 非高危険群	胸部X線検査	B
	高危険群	胸部X線検査と 喀痰細胞診併用法	B
胃	50歳以上　男女	胃X線検査	B
		胃内視鏡検査（2～3年毎）	B

* MMG 乳房撮影
http://canscreen.ncc.go.jp/guideline/matome.html

アメリカ

がんの種類	対象者	方法	推奨度
乳房	50～74歳の女性	2年に1回のMMG	B
	卵巣がん、卵管がんの家族歴がある人	BRCA遺伝子検査	B
子宮頸部	21歳から65歳女性	3年毎の細胞診	A
	30歳から65歳女性	5年毎の細胞診および HPVテスト	
大腸・直腸	50歳から75歳	毎年便潜血検査	A
		10年毎の大腸内視鏡	A
		5年毎のCT内視鏡	A
肺	55～80歳 600本x年以上の 喫煙歴があり現在 喫煙中か禁煙後 15年以内	低線量CT	B

http://www.uspreventiveservicestaskforce.org/Page/Name/recommendations

推奨度Aは利益（死亡率減少効果）が不利益を確実に上回ることから、検診の実施が推奨されているものです。推奨度Bは利益（死亡率減少効果）が不利益を上回るがその差は推奨Aに比べ小さいものです。そう考えると、**日米両国で確実にすすめられるのは大腸がんの検便のみということになりそうです。**

２０１４年5月には、スイスでは乳がん検診の廃止が勧告されましたが、アメリカや日本ではデメリットをメリットが上回るので推奨されています。国立がん研究センターがん予防検診研究センター長の津金昌一郎先生は著書で「40〜50歳以上の女性は、そのようなデメリットもあることも納得しながら、死亡や転移のリスクを下げるという重大なメリットを期待して受けるのがよいと思います。」と記述されていますが、少しトーンが低いように思います。

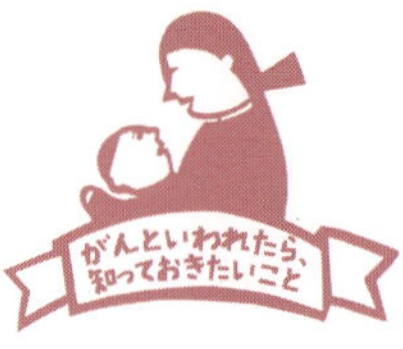

断食・サプリメント、怪しげな本

がんが消える食事とか、がんにならない食事といったタイトルのついた本、また、がんの予防や治療に役立つと銘打った健康食品やサプリメントの広告を多く見かけます。

私がまだ若い頃に経験した、思い出深く、またとても反省しているケースをご紹介します。

〜断食〜

50歳代の女性です。大学の教授に転出した部長の患者さんでしたが、私が引き継ぎました。教授になるようなベテランの医師と、まだ、どう見てもペエペエの若造の私ですので比較になりません。彼女は大変不安に思われたのだと思います。

予約日においでにならないので、心配して電話を差し上げたところ、別の施設に移るとのことでした。「それなら紹介状を書くが」と申し上げたのですが、先方は不要だといっているとのことでした。変だなとは思いましたが、将来何かお手伝いできることがあったら連絡してくださいと申し上げて電話を切りました。

それから1か月くらいして、その患者さんから、苦しそうな声で電話がかかってきました。「今日、その施設から帰ってきたが、動けず寝たきりになってしまった。なんとかしてもらえませんか」というものでした。早速、たまたま時間のあった先輩の医師が病院の車で迎えに行き、緊急入院していただきました。

お話をうかがうと、ある特殊な食べ物と断食の道場だったとのことでした。この道場に行き、ある女優さんが長年の便秘が解消したとメディアでもてはやされていました。道場では体から毒を出すと説明されたそうです。食べ物の内容を聞くと、確かに便秘は解消しそうなものでした。でも、がんの患者さんを引き受けてはいけないところだったのです。

~サプリメント~

また、これは中年になってから経験した別の患者さんの例です。

ある病院へお手伝いに週1回放射線治療の計画を含めた診療に通っていました。あるとき、ある果物を食べてもよいですかと患者さんから聞かれました。「その果物なら便秘にもいいし、ビタミンも豊富ですから食べていただいてもいいですよ」と申し上げました。

その後、患者さんはあまり病院へおいでにならないので心配していました。1年後その患者さんは、栄養失調のため救急車で入院されました。

話を聞くと、その果物を業者からサプリメント（栄養補助食品）として購入して食べ、それ以外の食事は禁止されていたそうです。その果物の購入費が月に何十万円にもなったようです。そして、その業者は＊＊病院の医者（私のことのようです）もこの療法をすすめていると宣伝して販売をしていたらしいのです。

テレビでよく様々なサプリメントの宣伝をしています。愛用者なる人が出てきて「○○を飲んだら見違えるように元気になった。」「○○をぜひお勧《すす》めする。」などと発言しています。よく見ると、下の方に小さく「これは個人の感想です。」と書いてあります。科学的な証明がないものを、あたかも効果があるように見せかける手法ではないかと思います。

サプリメントすべてが効果はないとは言いませんが、ことがんに効くと実証されたサプリメントは、今のところ確認されていません。

～怪しげな本の内容？～

同様に、がん治療を謳《うた》う治療法の怪《あや》しげな宣伝も多く見受けます。「○○革命」「○○でがんがみるみる消える」などセンセーショナルなタイトルの本もたくさんあります。

このような本の中でもよく実例紹介があります。「余後3か月といわれた患者がこの治療を行ったら、こんなによくなって5年も元気に生活している」の類《たぐ》いです。

本当に実在する患者かどうかもわかりませんし、別の治療で元気になった人かもしれません。このような本は、読者をその治療に誘導するように書かれています。十分注意して読む必要があります。

中には有名大学の研究者が書いたものもあります。また、がん治療の第一線の医師の著作もありますが、必ずしも私たち専門家が納得する内容ではないものも多いと感じています。

人の病気を診《み》たことのない研究者、細胞か動物実験までしかやったことのない医師資格所有者が、あたかもがんが治るかのような療法を紹介する書籍もあります。

実験動物は副作用を訴えませんので、実験動物のがんは比較的簡単に治ります。一方、人ではそう簡単にはいきません。副作用で体が壊れては元も子もありません。動物で効果があった治療が人に応用できるのはごくごくわずかです。

私も大学院生の頃、放射線治療の効果を高める薬剤の研究を毎日毎日やりました。動物ではとても効くのですが、結局人での有効性は証明できず、1つも現在使用されていません。ですから、動物に効果があったという結果がそのまま人に応用できるような論調は要注意です。

本当に効果のあるのは、人を対象とした無作為試験での、はっきりとした証拠のあるものだけです。理論と臨床結果とは一致はしないのです。

病に苦しみ、藁《わら》をも掴《つか》みたい心境の人をターゲットにしたい人は、たくさんいます。いろいろな人が、善意で、あるいは悪意で治療法をすすめてきます。善意でも、実際は患者にとって不利益になるものもたくさんあるのです。

第7章

がんにならないための12か条

第1章から第3章は、本書のタイトルでもある、がんを予防するための教育、つまり、みなさんのお子さんが、将来がんにならないための生活習慣をぜひ身につけてほしいという切なる願いを書きました。

それでも、がんは死亡原因の1位です。第4章から第6章は、もし自身が、あるいは身近な方が、がんになってしまったときに参考にしてほしいこと、巷間《こうかん》、がんに関して流れている様々な情報について、私なりの考え方を書きました。

表7−1は、がん研究振興財団が発表している**「がんを防ぐ新12か条」**です。しかし、大人になってからでは、これらの対策はもう遅いのです。この本を読んでいただいてきた方なら大部分に納得していただけると思いますが、重複を恐れずに少し解説を加えます。

最後に、繰り返しになりますが、あなたの大事なお子さんが、将来がんで苦しまないようにする最良で最も効果がある方法は、がんにならないことです。また、がんの原因のかなりの部分は生活習慣を改善することでとり除くことができるのです。がん患者を数多く診てきた私が、みなさんに一番に伝えたいことは、そのことです。

表7-1
がんを防ぐための新12か条（がん研究振興財団）

1条 たばこは吸わない

2条 他人のたばこの煙をできるだけ避ける

3条 お酒はほどほどに

4条 バランスのとれた食生活を

5条 塩辛い食品は控えめに

6条 野菜や果物は不足にならないように

7条 適度に運動

8条 適切な体重維持

9条 ウイルスや細菌の感染予防と治療

10条 定期的ながん検診を

11条 身体の異常に気がついたら、すぐに受診を

12条 正しいがん情報でがんを知ることから

1条と2条
たばこは吸わない。他人のたばこの煙をできるだけ避ける

たばこを吸っている人に禁煙をおすすめすると、「俺はこの年まで喫煙してきたけれど、体はなんともない」とおっしゃることがあります。また禁煙すると太るから体によくないと思っていらっしゃる方もいます。

愛煙家でお元気なのは喜ばしいことですが、実は、それはたまたまなのです。元気そうに見えても、肺の中は煤《すす》で真っ黒で、しかも肺は壊れて呼吸機能も低下しています。どこかにがんが隠れているかもしれません。

また、一緒に生活するお子さんをも、たばこの被害にさらさせていることになります。たばこによって多くの病気が発生し、膨大な医療費が注ぎ込まれています。喫煙者と非喫煙者が健康保険の金額が同じというのは不公平にも思えます。

生まれたときから喫煙する人はいません。家の中でたばこを吸う人がいれば、お子さんはそれが当たり前だと思うようになります。年齢が上がれば自然にたばこを吸い始めます。ですから、**喫煙する習慣をお子さんに見習わせないように、家中からたば**

こを追放しましょう。禁煙することは、あなたにもあなたのパートナーにも有益ですし、それにも増して、あなたの大事なお子さんの健康を守ることになるのです。

お母さん、お父さん、今すぐ禁煙をお願いします。

3条　お酒はほどほどに

楽しく飲む少量のアルコールほど心地よいものはありません。でも、アルコール性肝硬変になるようなたくさんの飲酒や、食道炎になるような強い酒類は避けるにこしたことはありません。

オンザロックでたばこの煙をくゆらせながらバーのカウンターに座っている男にあこがれたこともあります。西部劇でドグホリデーがたばこを吸いながらウイスキーの原酒をクッとのどに流し込むのをみて、かっこいいなと思ったこともあります。

しかし、これらは食道がんのリスクが極めて高い飲酒といわざるを得ません。**ほどほどの薄いお酒を楽しく飲むことが肝心です。**たばこと同じで、お子さんは見ていますす。ベロベロに酔っ払った家族を習慣的に見ていると、それが当たり前に思ってしまいます。

4条　バランスのとれた食生活を
5条　塩辛い食品は控えめに
6条　野菜や果物は不足にならないように

ここでのキーポイントは**偏食をしないようにお子さんの食事に心を配っていただくことです。**要は米、パン、麺類、肉類、魚介類、野菜、果物などいろいろなものをまんべんなく食べて、ある食材に偏《かたよ》らないということです。

もう1つは、**家族で楽しく食事をされることです。**そういう習慣がお子さんにとって大事だと思います。楽しい食事は心の緊張をほぐしてくれますので、体の抵抗力を増やしくれます。

よく患者さんからサプリメントの相談を受けますが、サプリメントに頼らず、ご家族やお友達と楽しく食事をされることをおすすめしています。体によいと思って特定の食物を食べていると、逆に弊害が起こることがあります。あるサプリメントでむしろがんが増えるとの研究もあります。また別のサプリメントで間質性肺炎を起こし亡くなったとの報告もありました。

味覚は幼少の頃の食習慣で身につきます。食塩のとり過ぎは決してよくありませんので、塩分の少ない食習慣を身につけさせてあげてください。

7条　適度に運動
8条　適切な体重維持

肥満は食生活に関連します。体を動かす習慣と適切な食習慣を身につけましょう。肥満は幼少期の食生活が原因することもわかっています。スナック菓子などを制限なく与えるのは感心しません。お子さんは食べたがりますが注意が必要です。

また世の中には痩《や》せ信仰があり、痩せている方が美人だと思っている人がたくさんいます。思春期のダイエットをきっかけに摂食障害《せっしょくしょうがい》(思春期やせ症、過食症《かしょくしょう》)という病気になるお子さんがたくさんいらっしゃいます。この病気は一度とりつかれるとなかなか治癒《ちゆ》しませんし、心と体の両方をむしばみます。同僚の血液内科の教授から「摂食障害になると骨髄《こつずい》もドロドロになる」と聞いたことがあります。この病気にとりつかれないように、お子さんには日頃から体型のことはあまり言わないほうがよいかもしれません。

9条　ウイルスや細菌の感染予防と治療

がんの原因のところで書きましたが、肝炎ウイルス、パピローマウイルス、エイズウイルス、ピロリ菌などはがんの原因になります。ピロリ菌は除菌できますが、ウイルスは感染しないようにすることが大事です。予防接種が最も有効な方法です。

また、麻薬、覚醒剤、危険ドラッグなどにより、感染するチャンスが高くなります。もう1つは危険なセックスです。小さな傷を通じてウイルスが感染します。

小学校高学年の頃からは注意して差し上げる必要があるのではないでしょうか。

10条　11条は本書のテーマからずれますので、ここでは触れません。

12条　正しいがん情報でがんを知ることから

とても重要なことだと思います。ちまたには玉石混交《ぎょくせきこんこう》のありとあらゆる情報があふれています。**本書の執筆の動機の1つがここにあります。** 幼少のお子さんをお持ちのお父さん、お母さんに、テレビ、新聞、本、雑誌、インターネットから毎日大量のデータが流れてきます。また、知人、友人、隣人からもいろいろな情報がきます。これらを整理するのはなかなか難しいのではないでしょうか。

そのような情報の洪水の中にいても、あなたのお子さんを守ために、ぜひ正確な情報をもとに行動をしていただきたいと思います。

～私の提案～

いろいろ書いてきましたが、結局どうすればよいのかということになります。先の12条を守ればよいのですが、それではお子さんをどのように育てたらいいのでしょうか。以下は私の提案です。

1　まず禁煙です。

ご家庭からたばこをなくしましょう。私は両親も祖父母もたばこを吸わない家庭に育ちました。たばこを吸いたいとも思いませんでした。

2　楽しく食事をとりましょう。

ストレスは体の免疫能力を下げます。お父さん、お母さんだけでなく、今のお子さんたちは塾や習い事で毎日忙しいことと思います。でも、少なくても1週間に1回は家族みんなそろって食卓を囲んで、話をしながら楽しい食事をすることを習慣にしましょう。食事はいろいろな食材をまんべんなくとりましょう。健康によいからと1つのものに偏《かたよ》るのは止めましょう。味は薄味で！　お父さんお母さんは、少量の飲酒ならよいでしょう。

3　おやつはスナック菓子に偏るのは止めましょう。
体を動かす習慣を身につけましょう。
痩せ過ぎず太りすぎず、が大事です。

おわりに

この本の執筆にあたり、多くの文献を参考にしました。この中で最も信頼できた研究は、がん研究センターの津金先生のグループの研究です。がんの治療や予防法に関して多くの書籍が出版されていますが、氏のグループの膨大なデータの中から真実をあぶり出す研究から多くの知見を得ることができました。一方、センセーショナルなタイトルのもとに多くの書籍が出版されていることも知りました。正しい知識を持ってがんの治療を受けることや、お子さんのがん教育を行う難しさを実感しました。

本書の執筆にあたり、謙虚な立場で私が事実と判断できるもののみに焦点を当てるように努めました。読者のお子さんが健やかに育ち、将来がんにならないよう、本書が少しでもお役に立てることを期待しています。

平成二九年八月

参考文献

小林正伸　やさしい腫瘍学　南江堂　2014年12月10日
坂本穆彦　腫瘍　坂本穆彦・北側昌伸・仁木利郎編　標準病理学　医学書院　2012年
日本臨床腫瘍学会編　新臨床腫瘍学　改訂第4版　南江堂　2015年7月30日
公益財団法人 がん研究振興財団　がんの統計'15
http://ganjoho.jp/reg_stat/statistics/brochure/backnumber/2015_jp.html
厚生労働統計協会　国民衛生の動向　2015/2016　厚生労働統計協会　2015年
平成25年人口動態統計月報年計（概数）の概況
http://www.mhlw.go.jp/toukei/saikin/hw/jinkou/geppo/nengai13/dl/gaikyou25.pdf
日本小児血液・がん学会編　小児　血液・腫瘍学　診断と治療社　2015年
がん情報サービス

http://hospdb.ganjoho.jp/kyotendb.nsf/xpChildSearchTop.xsp
岩間毅夫・石田秀行　遺伝性腫瘍の概念と分類　三木義男編　最新遺伝性腫瘍・家族性腫瘍研究と遺伝カウンセリング　20–23ページ　メディカルドゥ　大阪２０１６年10月9日
田村和朗　遺伝性腫瘍の診断―家族歴の聴取・家系図の記載法から遺伝学的検査まで　日本医師会雑誌　１４５巻４号６９１–６９５ページ　２０１６年　改変
津金昌一郎　科学的根拠にもとづく最新がん予防法　祥伝社　東京　２０１５年３月
遺伝性腫瘍―実地臨床での対応を目指して　日本医師会雑誌１４５巻６７３–７３７　２０１６年
Lichtenstein P 他　Environmental and heritable factors in the causation of cancer Analyses of cohorts of twins from Sweden, Denmark, and Finland. N Engl J Med 343:78-85, 2000.
Czene K 他 Environmental and heritable causes of cancer among 9.6 million individuals in the Swedish family-cancer database Int. J. Cancer: 99, 260–266, 2002.

Inoue M., 他 Attributable causes of cancer in Japan in 2005—systematic assessment to estimate current burden of cancer attributable to known preventable risk factors in Japan. Annals of Oncology 23: 1362-1369, 2012.

津金昌一郎・祖父江友孝　がんの予防　科学的根拠にもとづいて　小学館クリエイティブ　２０１０年

津金昌一郎　なぜ、「がん」になるのか？　その予防学教えます。西村書店　２００９年

平島徹朗　がんにならない人の50の習慣　幻冬舎メディアコンサルティング　東京　２０１５年

津野牧茂　タバコは全身病　完全版　少年写真新聞社　東京　２０１５年

IARC Monographs Volume 830　2007
http://monographs.iarc.fr/

津金昌一郎 編　別冊　医学のあゆみ　がんの疫学 Update—がん予防のための最新エビデンス—２０１３年5月20日　医歯薬出版

Inoue M. 他　Impact of alcohol intake on total mortality and mortality from major causes in Japan: a pooled analysis of six large-scale cohort studies. J Epidemiol Community Health 2012;66:448-456.

田中逸　健診・健康管理専門職のための新セミナー生活習慣病　日本医事新報社　東京　２０１３年

榊信廣　ピロリ除菌治療パーフェクトガイド　日本医事新報社　２０１５年

渡邉俊樹　ヒトＴ細胞白血病ウイルスⅠ型感染症　Ｓ３９４－３９７日本医師会雑誌　第１４３巻　特別号２　感染症診療 update　２０１６年

ＩＡＲＣ　http://monographs.iarc.fr/ENG/Classification/

日本アイソトープ協会　国際放射線防護委員会の２００７年勧告（ICRP publication）丸善出版　東京　２００９年

赤羽恵一　医療被ばくの現状　インナービジョン 25 :46-49, 2010.

Bolus, NE. NCRP Report 160 and what it means for medical imaging and nuclear medicine. J Nucl Med Technol 41:255–260, 2013

National Comprehensive Cancer Network（NCCN）

https://www.nccn.org/

近藤誠 「がんもどき」で早死にする人、「本物のがん」で長生きする人 幻冬社 東京 平成26年2月（電子書籍）

Ishikawa H, Koizumi N, Morita T, 他 Ultrasmall pulmonary opacities on multidetector-row high-resolution computed tomography: a prospective radiologic-pathologic examination. J Comput Assist Tomogr. 29:621-625. 2005.

Ando N, Kato H, Igaki H, 他 A randomized trial comparing postoperative adjuvant chemotherapy with cisplatin and 5-fluorouracil versus preoperative chemotherapy for localized advanced squamous cell carcinoma of the thoracic esophagus（JCOG9907）. Ann Surg Oncol. 19:68-74. 2012.

岡田正彦 検診で寿命は延びない ＰＨＰ研究所 ２０１２年

日本対がん協会 ホームページ http://www.jcancer.jp/

平成21年度 厚生労働省がん検診受診向上指導事業 がん検診受診向上アドバイザリ

ーパネル委員会かかりつけ医のためのがん検診ハンドブック～受診率向上をめざして～
http://dl.med.or.jp/dl-med/etc/cancer/cancer_handbook.pdf
科学的根拠に基づくがん検診推進のページ
http://canscreen.ncc.go.jp/guideline/matome.html
厚労省　地域保健・健康増進事業報告の概要
http://www.mhlw.go.jp/toukei/saikin/hw/c-hoken/14/index.html
US prevention service taskforce
http://www.uspreventiveservicestaskforce.org/

著者略歴

笹井 啓資（ささい けいすけ）

順天堂大学大学院医学研究科放射線治療学 教授
昭和 32 年 2 月 6 日生
新潟県出身
昭和 56 年 3 月　弘前大学医学部卒業
平成 2 年 3 月　京都大学大学院修了（医学博士）
天理よろづ相談所病院医員、京都大学医学部附属病院助手、京都大学医学部講師、助教授をへて平成 12 年 4 月順天堂大学医学部教授、平成 14 年 11 月新潟大学大学院医歯学総合研究科教授、平成 21 年 6 月 順天堂大学医学部教授、2013 年 4 月 現職

0 歳からのがん教育

かわいいお子さんの将来のために

発行日　2017 年 10 月 10 日
著　者　笹井 啓資
発行者　橋詰 守
発行所　株式会社 ロギカ書房
〒 101-0052
東京都千代田区神田小川町 2 丁目 8 番地
進盛ビル 303
Tel 03（5244）5143
Fax 03（5244）5144
http://logicashobo.co.jp
印刷所　シナノ書籍印刷株式会社
定価はカバーに表示してあります。
乱丁・落丁のものはお取り替え致します。

Printed in Japan
978-4-909090-04-1　C0077

ロギカ書房の好評既刊書

成功する病院経営
戦略とマネジメント

井上貴裕

千葉大学医学部附属病院 副病院長・病院長企画室長・特任教授

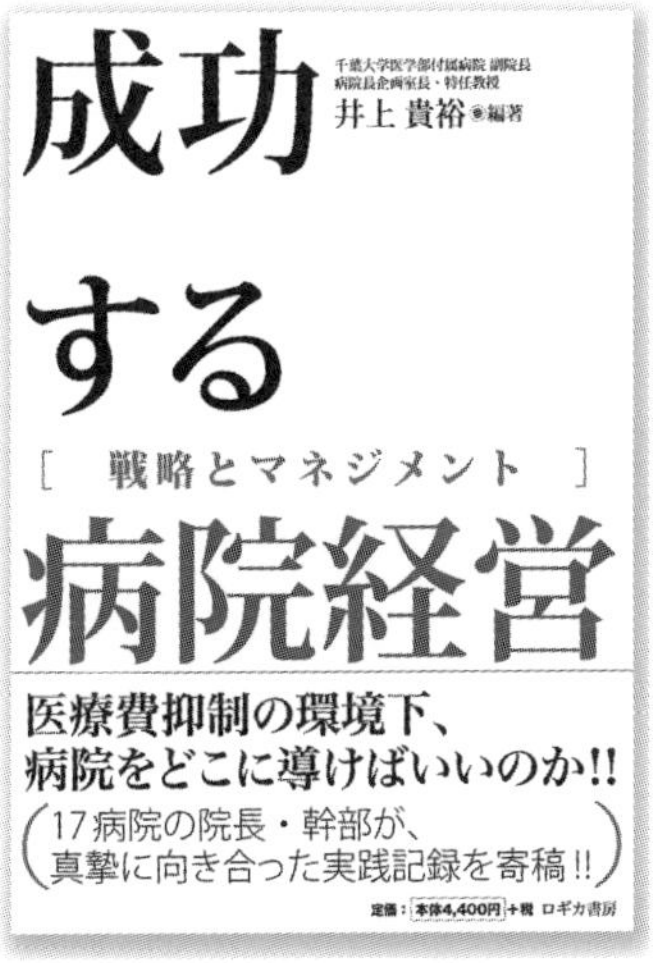

A5 判・440 頁・並製
定価:4,400 円 + 税

医療費抑制の環境下、
病院をどこに導けばいいのか!!
17 病院の院長・幹部が、
真摯に向き合った実践記録を寄稿!!

第1章　戦略とマネジメント
第2章　医療政策と診療報酬にどう向き合うか
第3章　病院経営者の実践
(17 病院から寄稿)

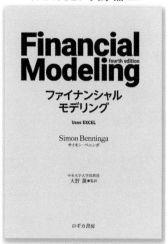